Viele Menschen leiden in unserer Gesellschaft unter Übergewicht. Die Ursachen können vielfältig sein. So zum Beispiel Krankheiten, Frust, Schicksalsschläge oder auch falsche Ernährung. Es ist auch oft ein Tabuthema, worüber nicht gerne gesprochen wird. Ich selbst habe erlebt, wie Menschen auf mein Übergewicht reagiert haben. Damals war ich nur frustriert, fühlte mich nicht wohl und wollte nicht darüber reden. Heute ist es anders und ich möchte anderen Menschen Mut machen.

Ich habe meinen Weg gefunden und jeder kann es schaffen!

Der erste und wichtigste Schritt ist, man muss es ehrlich wollen, dann klappt es auch. Wer sich für eine Diät entscheidet, muss für immer dabei bleiben. Ansonsten folgt unweigerlich früher oder später der Jo-Jo-Effekt und es wird wieder zugenommen. Das muss aber nicht sein.

Hier finden Sie eine Vorstellung von Diäten, Begleiterkrankungen, Erfahrungsberichte, Tipps und meinen Weg, wie ich es geschafft habe in einem Jahr 27 Kilo abzunehmen.

Sie können es auch schaffen! Ohne zu hungern, Diätenwahn oder hohe Kosten.
Ich wünsche Ihnen viel Spaß beim Lesen und

Abnehmen.
Was ist Übergewicht?
Es entsteht, wenn mehr Kalorien vom Körper aufgenommen werden, als er verbrennen kann.
Es ist weltweit ein Problem, wenn sich Menschen falsch ernähren und wenig bewegen. Übergewicht wird kritisch, wenn längerfristig Atemprobleme bei geringer Belastung oder auch dauerhafte Gelenkschmerzen auftreten.

Durch Übergewicht entsteht ein erhöhtes Risiko zu

- Diabetes Mellitus
– Fettstoffwechselstörung
– Bluthochdruck
– Atembeschwerden
- Herz- und Kreislaufkrankheiten
– Arthrose

Jedes Kilo weniger erhöht die Lebenserwartung. Man sollte ein Gewicht anstreben, welches ohne zu hungern und mit etwas Sport zu halten ist.

Hier sind einige Erläuterungen zu Krankheiten, welche bei Übergewichtigen vermehrt auftreten.

Diatetes

Sie wird auch „Zuckerkrankheit" genannt. Das bedeutet, dass die Bluzuckerwerte dauerhaft zu hoch sind.
Anzeichen können sein
- starker Durst
- Müdigkeit
- Sehstörungen

Bluthochdruck

Ist der Druck in den Gefäßen zu hoch, steigt das Risiko für Schlaganfälle. Durch Ernährungsumstellung, Sport oder Medikamente kann der Blutdruck gesenkt werden.

Arthrose

Es ist eine Volkskrankheit. Sie ist nicht nur Gelenkverschleiß im Alter, sondern entsteht auch durch Übergewicht. Das übt einen gewaltigen Druck auf die Knochen aus und verursacht Schmerzen.
Das beste Gegenmittel sind eine gesunde Ernährung und Bewegung. Denn wer rastet der rostet.

Spaziergänge an frischer Luft, Radfahren oder Schwimmen sind optimal.

Nun schreibe ich über mich und wie ich es geschafft habe in einem Jahr 27 Kilo abzunehmen.
Es geht auch ohne Hungern, Stress, Diätenwahn und hohe Kosten.
Ich habe es erst geschafft, als es mir gesundheitlich richtig schlecht ging und ich mich nicht mehr leider oder sehen konnte.
So wollte ich nicht weiter leben.

So wie ich, kann es jeder schaffen!
Alles beginnt im Kopf und wer es wirklich will, schafft es auch. Heute geht es mir viel besser und ich möchte Ihnen meinen Weg aufzeigen.

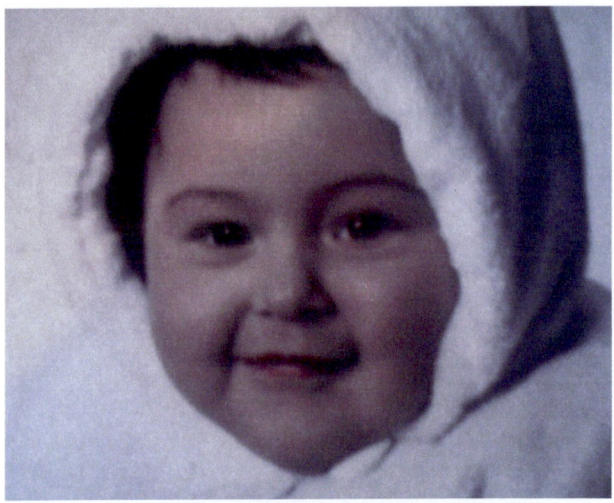

Im Jahre 1958 wurde ich geboren. Wie auf dem Foto zu sehen ist, war ich völlig normal

und propper. Meine Mutter ernährte mich gesund mit viel Milch und Gemüse. Es gab vieles aus dem Garten und in der Schule gab es regelmäßig frische Milch.

Frische Luft und Sport haben viel zu meiner Gesundheit und meiner persönlichen Entwicklung beigetragen.

In meiner Jugendzeit begann ich wie viele andere auch zu rauchen. Obwohl es mir eigentlich nicht schmeckte, rauchte ich weiter. Sie kennen das, weil es alle in der Gruppe machten, dachte man nicht weiter darüber nach. Wir waren locker, erwachsen und uns gehörte die Welt.

Während meiner Berufsausbildung änderte sich einiges in meinem Leben. Ich bewegte mich weniger und die Hobbys wie Musik und

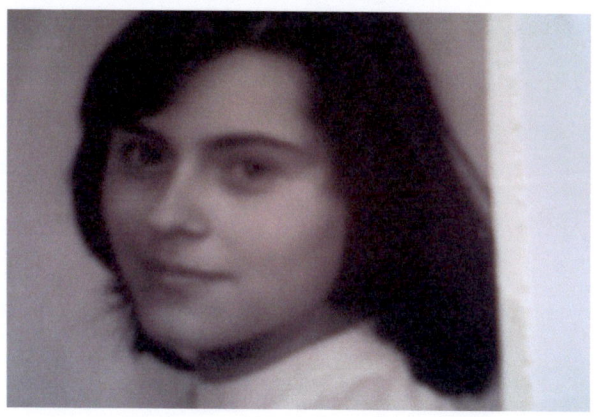

Sport ließen nach.

Nach einiger Zeit bemerkte ich Veränderungen an mir. Die Leistungsfähigkeit ließ nach. Früher war ich bei uns vor der Tür den Berg mit Schwung hinauf gelaufen. Das ging einfach nicht mehr. Nun musste ich für die Strecke mehrere Pausen einplanen. Das hat mich sehr gestört. Also habe ich mit dem Rauchen aufgehört. Eigentlich war es eine dumme Angewohnheit. Ich rauchte nach dem Essen, zur Verdauung oder abends vor dem Fernseher.

Ich schloss mit Freunden eine Wette ab, ob ich es schaffe mit dem Qualmen aufzuhören. Es ging um eine Torte und einen Kasten Bier. Das war im April 1982.

Der Anfang war schwer und ich suchte nach Ersatzhandlungen. Durch das Knüpfen hatte ich keine Hand für eine Zigarette frei und lutschte Bonbons.

Nach zwei Wochen Verzicht hatte ich es geschafft. Mein Körper stellte sich um. Seit dieser Zeit rauchte ich zwar nicht mehr, aber ich nahm zu.

Auch die Psyche spielte eine Rolle. Durch Liebeskummer nahm ich ab und bei anderen Problemen wurde ich zum Frustesser. Durch dieses auf und ab zeigte meine Waage inzwischen 15 Kilo mehr an. Es war einfach frustrierend.

Dann kamen die Wechseljahre. Vielen Frauen kommen ohne Probleme durch diese Zeit. Meine Frauenärztin sagte mir damals, dass oft Nebenwirkungen wie Hitzewallungen, Launenhaftigkeit oder Gewichtszunahme auftreten können. Auf mich traf leider die Gewichtszunahme zu. Es war für mich sehr ärgerlich. Ich nahm wieder zu.

Dieser Vorgang war sehr schleppend und die Nadel auf er Waage zeigte unweigerlich weiter nach rechts. Seit dieser Zeit ging es mir immer schlechter.

Zuerst ging mein Blutdruck in die Höhe und ich musste Tabletten nehmen. Das steigende Gewicht drückte auf meine Knochen. Ich bekam Schmerzen in den Knien. Einkaufen und Treppensteigen fielen mir immer schwerer. Mein Hausarzt schimpfte mit mir und ich bekam immer öfter zu hören „Sie müssen abnehmen". Das war mir ja irgendwie klar aber wie? Ich dachte mir, wenn ich weniger esse, nehme ich ab. Das war aber ein Trugschluss. Ich traute mich nicht mehr richtig zu essen, weil ich nicht weiter zunehmen wollte. So griff ich einfach zu Tütensuppen, Salatblätter und so weiter. Ich verzichtete auf Süßigkeiten jeder Art. Nichts funktionierte.

Dann kam die Nachricht meines Arztes

„Herzlichen Glückwunsch. Sie haben es geschafft. Ihre Knie sind kaputt". Die Diagnose „Arthrose". Er stellte einen Antrag auf eine Reha. Während der dreiwöchigen Kur ließ ich mich auf Reduktionskost setzen. Dort lernte ich auch in der Diätküche anders zu kochen, trieb Sport und nahm alle Angebote war. Ich war so stolz auf mich. In den drei Wochen nahm ich fünf Kilo ab.

Die Freude hielt zwei Monate an. Zu Hause konnte ich ja nicht acht Stunden Sport treiben. So trat unweigerlich der typische Jo-Jo-Effekt ein. Es passierte wieder schleichend. Also wieder sieben Kilo drauf. Mein Spiegelbild konnte ich nicht mehr ertragen. Ich fühlte mich nicht wohl.

Eines Tages stand ich vor meinem Spiegel im Bad und sagte: „Spieglein, Spieglein an der Wand, wer ist die Schönste im ganzen Land." Darauf antwortete der Spiegel: „Geh mal zur Seite, ich sehe nichts."

Einige Zeit später kam das nächste Problem. Das Übergewicht drückte nicht nur auf die Knie, sondern auch auf die Hüfte. Automatisch nahm ich die Schonhaltung ein. Mein rechtes Knie wurde schief und schmerzte. Weil es weh tat, bewegte ich mich weniger. Es war ein regelrechter Teufelskreis.

Freunde von mir sagten, dass ich komisch gehen würde. Alles ging über die defekten

Knie und schmerzende Hüfte. Ein Besuch beim Orthopäden bestätigte es. Die linke Hüfte hatte Grad 2 und die rechte Hüfte Grad 3. Es wurde immer schlimmer. Mir wurde mitgeteilt, wenn ich nicht abnehme, steht mir eine Hüftoperation bevor. Das wollte ich in meinem Alter überhaupt nicht. Ich fühlte mich nicht wohl.

Wenn ich zwanzig Meter gegangen war, musste ich oft wegen meiner Schmerzen stehen bleiben. Genauso war es beim Treppensteigen. Die Luft wurde knapp. So ging es nicht weiter. Ich fasste für mich den Entschluss „Bis hierhin und nicht weiter"!

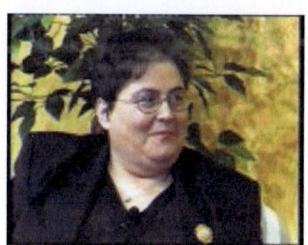

Mein Weg

Ende Juni 2011 zeigte meine Waage ein Gewicht von 115 Kilo an.

So sah ich im Juni 2011 aus. Mein neues Leben begann damit, meinen inneren Schweinehund zu besiegen. Ich wollte es schaffen! Das ist das Wichtigste. Wenn der Wille fehlt, etwas an seinem Leben zu ändern, funktioniert es nicht. Erst als es mir richtig schlecht ging und ich mich nicht mehr wohl fühlte, habe ich gehandelt. Ich sagte mir "Jetzt ändere ich mein Leben.

Von Bekannten hörte ich von Diäten, welche sie probiert hatten. Es war alles entweder zu einseitig oder nach der Diät nahmen sie alle wieder mehr zu. Also dachte ich mir „versuch doch einmal etwas ganz Neues" und hörte auf mein Körpergefühl.

Ich erstellte für mich eine Liste mit Datum, Kilo und Bauchumfang. Am Montag früh stellte ich mich im Schlafanzug auf die Waage und maß anschließend meinen Bauchumfang. Dann trug ich die Daten in die Tabelle ein. Von da an wollte ich das jeden Wochenanfang durchziehen, egal was kommt. Nach dem Messen und Wiegen bereite ich mir mein Frühstück vor.

Es bestand aus einem Brötchen, einem gekochten Ei sowie einer Tasse Kaffee. Ich aß mich satt. Das Mittagessen habe ich wie früher beibehalten. So habe ich alles gegessen Suppen, Gemüse, Reis, Braten und Fischgerichte. Alles immer frisch gekocht und keine Fertiggerichte. Nach dem Mittagessen kletterte ich auf mein Ergometer, welches ich vor den Fernseher gestellt habe. Es war schon ein Kraftakt. Aber ich saß schon einmal oben und so begann ich langsam einige Minuten zu radeln. Zuerst quietschten meine Knie und ich dachte mir „fang einfach langsam an zu treten". Die ersten Tage trat ich nur 2 Minuten in die Pedale. Meinen Knien tat es sichtlich gut. Eigentlich musste ich mich nur aufraffen und beginnen.

Dann kam der Abend. Das Einzige, was ich am Essen geändert habe, war das Abendbrot. Da ich ein starker Fleischesser bin, fiel es mir leicht, auf Kohlenhydrate wie Brot, Brötchen, Reis oder Nudeln zu verzichten. Wem es schwer fällt, kann es einfach an einem Abend einmal ausprobieren. Ich aß zu Abend Schnitzel, etwas Obst und Salat. Den Rest des Abends gab es Tee und Mineralwasser. Nach dem Essen schleppte ich mich wieder auf mein Ergometer und für 2 Minuten strampelte ich mein Essen ab.

Diesen Tagesablauf zog ich eine ganze Woche durch. Zum Abendessen gab es auch leichte Veränderungen. Außer Schnitzel (unpaniert) aß ich Würstchen, Fisch, Klops und Geflügel. Das Radfahren fiel mir von Tag zu Tag leichter und die Kniee freute es.

Dieses Verhalten hatte ich eine Woche durchgehalten und war sehr neugierig, was die Waage sagte. Gleich am Montagmorgen stellte ich mich im Schlafanzug auf die Waage und traute meinen Augen nicht. Allein in dieser Woche hatte ich 3 Kilo abgenommen.

Einfach toll! Neugierig griff ich zum Maßband und siehe da 2 Zentimeter am Bauchumfang weniger. Das konnte nicht wahr sein! So schnell, einfach und viel abzunehmen! Sollte das Abnehmen wirklich so einfach sein? Beim Anziehen stellte ich fest, dass die Hose lockerer saß.

Am Mittag fuhr ich zu meinem Hausarzt zum durchchecken. Er bemerkte meine Freude und sagte „Toll, machen sie weiter so". Ich erfuhr, dass ich zuerst Wasser verloren hätte. Später geht es an das Fett. Auf jeden Fall war es für mich ein Beginn in ein neues Leben. Von einer Krankenschwester bekam ich noch einige Tipps. Ich solle langsam die Zeit für das Ergometer fahren erhöhen. Ein weiterer Hinweis war, was ich tun könnte, damit sich keine Fettschürze bildet. Also baute ich am Abend noch etwas Gymnastik ein. Regelmäßig ging ich zur Kontrolle, weil sich die Methode gut bewährt hatte, machte ich einfach weiter.

In der zweiten Woche nahm ich wieder ein Kilo ab. So ging es dann die anderen Monate weiter. Manchmal blieb das Gewicht gleich. Aber da ist es wichtig, nicht aufzugeben und einfach weiter zu machen. Nach einem Jahr hatte ich 27 Kilo abgenommen und mein Bauchumfang schrumpfte um 16 Zentimeter. Wenn ich mir vorstelle, das ich ständig zwei volle Wassereimer mit mir herum getragen habe…

Nun habe ich viel erreicht und fühle mich wohler. Mein Blutdruck hat sich normalisiert und eine Hüftoperation ist erst einmal in die Ferne gerückt.

Es ist unglaublich, aber die Schuhe passten nicht mehr, die Pullover schlackerten und die Hosen rutschten. Aber was soll es.

Ich möchte nie wieder zunehmen. Ein weiterer Erfolg war, als ich die neuen Fotos, welche eine Freundin von mir gemacht hatte, in das Internet stellte. Dort bekam ich viele Komplimente. Auch beim Einkaufen reagierten die Menschen anders. I

Ich bin nun glücklich und strahle es auch aus.

Das, was ich geschafft habe, kann jeder andere auch schaffen.

So sehe ich jetzt aus.

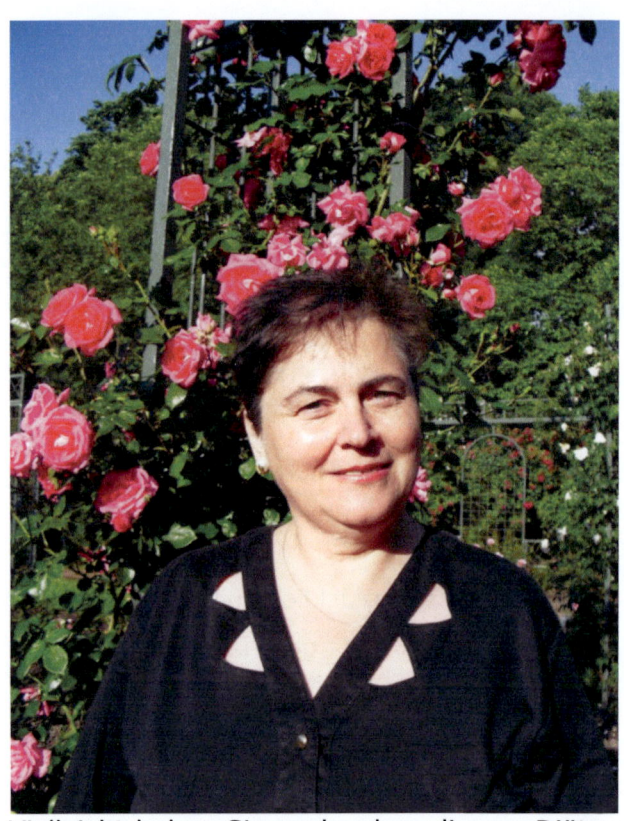

Vielleicht haben Sie auch schon diverse Diäten und Mittelchen ausprobiert? Durch Diäten kann man abnehmen. Das stimmt, aber sobald wieder normal gegessen wird, ist das Ergebnis oft erschreckend und der Zeiger der Waage zeigt wieder nach rechts. Wer Diäten durchführen möchte, sollte es auch weiterführen. Sonst droht der Jo-Jo-Effekt.

Das Beste ist, langsam und dauerhaft abzunehmen. Vergessen Sie nicht, die Haut muss auch mitziehen. Was nutzt es Ihnen, wenn zwar der Bauch oben weg und nach unten gerutscht ist? Dann haben Sie nämlich ungewollte eine Fettschürze. Wer will das schon? Die bekommen Sie nur durch eine Operation wieder weg. Es geht auch anders!

Nehmen Sie langsam ab und machen Sie gymnastische Übungen. So hat auch Ihre Haut die Möglichkeit mitzuziehen. Bei mir hat es gut geklappt.

Lesen Sie einige Erfahrungsberichte von anderen Frauen.

Ines schrieb:

Ich habe bereits mehrere Diäten ausprobiert. Durch Weight Watchers habe ich innerhalb von 4 Monaten 15 Kilo abgenommen. Doch sobald ich normal gegessen habe, war alles wieder drauf. Danach versuchte ich die Low Carb Diät und Pulver. Auf die Dauer war es zu einseitig und so habe ich nur drei Wochen durchgehalten.

Anschließend folgten Abführmittel. Die Toilette musste immer in der Nähe sein. Die Abnahme war gleich Null.

Die Kapseln die ich nahm, brachten auch nichts, da ich wenig Fett aufnahm. Die nachfolgenden Kapseln hatten die gleiche Wirkung wie andere Mittelchen. Die Tabletten wirkten auch nicht.

Durch Tropfen nahm ich 1 Kilo pro Tag ab, waren aber zu fad. Durch die Brigitte-Diät durfte ich nur 30 g pro Tag Kohlenhydrate essen und brachte mir auch nichts. Die Ananasdiät war zu einseitig und nun die Eiweißdiät unter ärztlicher Aufsicht.

Fast alle Diäten brachten nur kurzen Erfolg oder gar keinen. Sportlich bin ich von 3 mal wöchentliches Training auf 6 mal wöchentliches Training.

Durch Ernährungskurse nahm ich zwischenzeitlich 15 Kilo ab. Aber durch den JoJo-Effekt war alles wieder drauf.

Im Moment bin ich sehr unglücklich mit meinem Körper. Der Zeiger auf der Waage geht stetig nach oben.

Roswitha schrieb:

Ich war schon immer etwas übergewichtig. Essen war immer eine Ersatzbefriedigung und hat mich getröstet und gestärkt. Das glaubte ich damals. Das Abnehmen begann schon in meinen Teeniezeiten. Da wurde ich motiviert abzunehmen, weil ich ja so keinen Mann abkriege. Die Männer wollen ja alle nur dünne Mädels. So fing es damals an.

Ich habe es mit Pulver probiert, 3 mal täglich. Das hat am Anfang ganz gut geholfen und gut geschmeckt. Aber nach einer Weile war es doch sehr eintönig gewesen und das Kauen der Lebensmittel hat gefehlt genau wie der Geschmack nach frischem Obst, Gemüse, Fleisch, Fisch und Wurst.

Naja, ich fing dann heimlich an zu essen. Und nahm dann natürlich wieder zu, da ich ja auch mehr Kalorien zu mir nahm. Nun kam das Kalorienzählen auch noch auf mich zu. Wie ätzend!

Das habe ich schon immer gehasst. Die Vorwürfe "Du bist willensschwach, du bist ein Waschlappen, warum schaffst du es nicht und warum klappt es bei anderen so gut?"

Das hat mir dann noch den Rest gegeben und mich so richtig überflüssig werden lassen. Ich fühlte mich so ungeliebt, nicht angenommen wie ich bin. Für mich war es schwierig, damit umzugehen. Was das mit mir gemacht hat? Ich habe so ziemlich alle Diäten und Abnehmmittelchen, Tropfen und Tabletten eingenommen und nehmen müssen.

Angela schrieb:
Seit Jahren steht mein Gewicht wie fest

getackert auf derselben Stelle. Ich hörte solche Sätze wie: „Sieh es positiv und sei froh, dass es nicht mehr wird" oder „ Wie machst Du das... bei mir wird es immer mehr..."
Gut gefühlt habe ich mich insgesamt nicht.
Eines Tages, ich saß mit meiner Freundin im Auto, da sagte sie: „ Du, das Auto steht schief". Naja, das war eine Retourkutsche, denn das hatte ich ihr vor einem Jahr auch gesagt. Also machte ich mir Gedanken und hörte genauer hin, wenn sie mir von ihren Abnehmerfolgen berichtete.
So wie ich es verstand, bewegte sie sich mehr und ließ abends die Kohlenhydrate Brot, Reis und Nudeln weg. So hatte sie sehr gut abgenommen und war darauf mächtig stolz.
Naja, das konnte ich ja einmal ausprobieren.
Also versuchte ich es gleich am nächsten Tag.
Früh und mittags ließ ich alles beim Alten.
Am Abend freute ich mich auf zwei Hähnchenkeulen. Punkt 18 Uhr deckte ich den Tisch. Das war schon ungewöhnlich, ein Teller mit zwei Keulen. Kein Besteck, wozu auch! Kein Brot oder Brötchen. Ein Glas Tee. Dann ging ich meinen abendlichen Aufgaben nach. Später bemerkte ich ein ziemliches knurren meines Magens.
Ich dachte: „Och, nee, das kann doch jetzt nicht sein. Was machst Du jetzt?" Ich überlegte mir, worauf hast du nur Appetit? Was dürftest Du nun Essen und ist es nicht schon zu spät?

Also rief ich meine Freundin an und fragte um Rat. Sie lachte nur und meinte"Hunger sollst Du nicht haben, Obst, Gemüse und Salat kannst Du auch essen." Ich entschied mich zwei Möhren und einen Apfel zu essen und ging dann schlafen. Nach acht Stunden Schlaf war mein erster Gedanke: „Rauf auf die Waage!" Na, und siehe da ein Kilo war weg. Freude   und der Gedanke schöööön. Der zweite Gedanke aber war: „ Das ist zu schnell. Was sollte ich tun?" Meine Überlegungen führten mich dahin, dass es ja auch reichen würde an zwei Tagen abends ohne Kohlenhydrate auszukommen. Ja, aber wie merke ich mir das? Hmmm, Dienstag.... Donnerstag.... Ja, die „D"-Tage. Das war gut so.

Eigentlich fällt es mir nicht schwer die Kohlenhydrate weg zu lassen. Mit dem Trick sich auf das nächste Frühstück zu freuen. Brot spielte in meiner Erziehung eine große Rolle. Irgendwie meinte ich, dass ich ohne nicht satt werden würde. Es ist eine Frage der Umgewöhnung und mit Fantasie muss ich mir als Brotersatz was ausdenken. Salat ist eine prima Alternative. Frisch, individuell und farbig macht es Spaß sich öfters Neues auszudenken. Schnell geht es auch noch.

Ich lernte, dass bei Erhöhung der Bewegung und den „D"-Tagen nicht gleich das Gewicht purzelt. Das Maßband zeigt mir aber, dass sich etwas tut. Der Bauchumfang ist um sieben Zentimeter geschmolzen. Auch fühle ich mich insgesamt besser. Über den Winter ist es wirklich ein Erfolg, wenn das Gewicht nicht steigt. Die Kleidung sitzt lockerer und wenn dann bei unserer nächsten gemeinsamen Autofahrt das Auto „in Waage" steht, dann ist es auch ein Erfolg.

Falls Sie vorhaben Diäten zur Gewichtsabnahme zu nutzen, lesen Sie bitte erst einmal die Diäten durch. Hier stelle ich alle Diäten ausführlich vor.

Diäten

3-D-Diät

Dieser Name setzt sich aus Design, Doktor und Diät zusammen. Mit dieser Diät hat Karl Lagerfeld in kurzer Zeit vierzig Kilo abgenommen. Sie wurde von dem Franzosen Doktor Jean-Claude Houdret erfunden.

Dieses Programm ist in 3 Stufen eingeteilt.

In der ersten Stufe werden in drei Wochen nur Proteine und vorgeschriebene Gemüsesorten gegessen. Es dürfen pro Tag nicht mehr als 1000 Kalorien aufgenommen werden.

In der zweiten Stufe kommt eine Hauptmahlzeit hinzu, allerdings nach vorgegebenen Rezepten. Es dürfen höchstens 1200 Kilokalorien am Tag aufgenommen werden.

In der dritten Stufe gibt es bereits drei Hauptmahlzeiten. Die tägliche Kalorienzufuhr liegt zwischen 1200 und 1600 Kilokalorien.

Zu dieser Diät gehören noch Nahrungsergänzungsmittel und Eiweißpulver. Die Kosten für die 3-D-Diät betragen monatlich 450,-Euro.

Abnehmen mit Genuss

„Abnehmen mit Genuss" wurde exklusiv für die AOK und ihre Versicherten entwickelt. Bereits 180.000 Menschen haben damit erfolgreich abgenommen. Sie können sich satt essen und nehmen trotzdem ab, durch eine einfache Ernährungsumstellung. Dabei werden die persönlichen Essgewohnheiten berücksichtigt. Satt essen, Fett einsparen und Bewegung sind die wichtigsten Säulen. Während der ganzen Zeit werden Sie kontinuierlich von einem Expertenteam per Post, E-Mail oder Telefon begleitet. Das Programm basiert auf den neuesten wissenschaftlichen Erkenntnissen und den persönlichen Erfolgen vieler Teilnehmer. AOK-

Versicherte zahlen 44,90 Euro, die nach erfolgreicher Teilnahme von der AOK erstattet werden. Versicherte anderer Krankenkassen zahlen 79,90 Euro. Alles Wissenswerte unter www.abnehmen-mit-genuss.de.

Abnehmen mit Vernunft

Es sind Kurse, die im Wesentlichen aus 14 Gruppentreffen bestehen. Die ersten 8 Zusammenkünfte finden wöchentlich statt. Ziel dieses Kurses ist es, die Ernährungsgewohnheiten schrittweise zu ändern. Es werden Regeln zur Selbstkontrolle erarbeitet, um das Zielgewicht langfristig zu halten.

Apfelessig-Diät

Mit dieser Diät ist es möglich ohne viel Zeitaufwand abzunehmen. Der Apfelessig enthält Kalium, Kalzium und Pektine und hilft bei der Verdauung. Es entgiftet und entschlackt.

So wird Apfelessig hergestellt:

100ml Molke, Apfelsaft ohne Zucker und 1 Prise Zimt werden kurz erhitzt. Vor dem Trinken werden 2 TL Apfelessig und ½ TL Honig eingerührt. Alles wird möglichst heiß getrunken.

Und so funktioniert es:

Am Tag gibt es drei Mahlzeiten. Es ist von Vorteil am Vor- und Nachmittag ein Glas Apfelessig zu trinken.

Frühstücksvorschläge:

1 ½ Scheiben Vollkornbrot mit Butter, 2 Scheiben Schinken und 3 kleine Gewürzgurken

1 Vollkornbrötchen mit Frischkäse und 1 TL Pflaumenmus. Dazu eine Orange

3 Eßl. Getreidemüsli mit 125 g Vanillejoghurt und 1 Orange mischen. Dazu viel trinken!

Es werden drei Hauptmahlzeiten mit magerem Fleisch, Käse, Gemüse und Obst empfohlen. Der Tagesbedarf sollte täglich 1200 Kalorien nicht überschreiten.

Etwas Sport ist auch förderlich.

Atkins-Diät

Sie wurde von Robert Atkins erfunden. Bei dieser Diät werden die Kohlenhydrate reduziert, denn nicht die Kalorien machen dick, sondern die Kohlenhydrate.

Wenn die Kohlenhydratmenge größer ist, als der Körper braucht, wird der Überschuss als Fettreserve gespeichert.

Die Vorteile dieser Diät sind:

- sich satt essen

- keine Kalorien zählen

- Käse, Fleisch, Sahne und Butter (alles erlaubt)

Frühstücksvorschlag

Zutaten:

2 Scheiben Schinken

1 EL Butter

2 Eier

1 TL Apfelessig

2 EL warme Sauce Hollandaise

Zubereitung:

Einen kleinen Topf mit 2/3 Wasser füllen. Dazu kommen 1 Prise Salz und etwas Essig. Kurz aufkochen. Die Eier aufschlagen und in das Wasser geben. Anschließend den Schinken kurz anbraten. Die Eier entnehmen und auf den Schinken geben. Die erwärmte Sauce Hollandaise darüber geben.

Sauce Hollandaise

Zutaten:

100 g Butter

2 EL Zitronensaft

175 ml kochendes Wasser

4 Eigelb

Salz

Pfeffer

Zubereitung:

Die Butter im Topf schmelzen (nicht kochen) und schlagen bis es cremig ist. Danach Salz, Pfeffer und kochendes Wasser unter ständigem Rühren hinzugeben. Den Topf vom Herd nehmen. Das Eigelb hinzugeben und weiter schlagen, bis die Sauce cremig und etwas dicker ist. Warm servieren.

Mittagessen

Hühnchensalat

Zutaten:

150 g gekochtes zerkleinertes Hühnchen

1 Selleriestange (gewürfelt)

50 g Mayonaise

50 g Sauerrahm

1 TL Apfelessig

1 hart gekochtes Ei

Salz

Pfeffer

Alle Zutaten vermengen und kalt stellen.

Gefüllte Eier

Zutaten:

6 hart gekochte Eier

2 EL Mayonaise

1 TL Schnittlauch

¼ TL Currypulver

½ TL Salz

¼ TL Pfeffer

Zubereitung:

Die geschälten Eier der Länge nach durchschneiden und das Eigelb in eine Schüssel geben. Zum Eigelb die anderen Zutaten geben und vermischen. Anschließend die Mischung in die Eier füllen.

Snacks

Käse-Speck-Würfel

Zutaten:

3 EL geriebener Gauda

½ TL Mayonaise

½ TL mittelscharfer Senf

6 Scheiben Speck

Den Käse mit der Mayonaise und dem Senf mischen. Das alles zu Bällchen formen und in die Speckscheiben einrollen.

Sellerie mit Frischkäse-Gorgonzola-Dip

Zutaten:

6 Stangen Sellerie

100 g Frischkäse

25 g Gorgonzola

1 TL Zitronensaft

½ TL Schnittlauch

½ TL Petersilie

Alles vermischen und als Dip zum Sellerie reichen.

Abendessen

Hühnchen

Zutaten:

500 g Hühnchenbrust

2 EL Butter

125 ml Weißwein

2 Eigelb

2 TL Sauerrahm

3 EL Senf

½ TL Thymian

Salz

Pfeffer

Zubereitung:

In einer Pfanne Margarine erhitzen und das Hühnchen anbraten. Danach Wein, Salz, Thymian und Pfeffer hinzugeben. Alles 45 Minuten köcheln lassen. Anschließend das Fleisch entfernen und das Eigelb in die Sauce schlagen. Dann Sauerrahm, Senf und Pfeffer hinzugeben. Erhitzen und ständig umrühren.

Zum Schluss das Fleisch wieder in die Sauce geben und alles heiß servieren.

Ayuveda-Diät

Bei der Ayuvedaernährung geht es darum, den Körper zu entgiften, den Stoffwechsel anzuregen und Fett abzubauen. Die Ernährung besteht vorwiegend aus Gemüse, Obst, Kräutern, Getreide, Hülsenfrüchte und Milchprodukten. Es werden leichte Mahlzeiten empfohlen, welche gut verdaut werden.

Abends sollte nichts mehr oder spätestens 18 Uhr die letzte Mahlzeit zu sich genommen werden.

Beim Essen sollten 6 Geschmacksrichtungen abgedeckt werden.

süß: regt die Bauchspeicheldrüse an

sauer: anregend

salzig: appetitanregend

scharf: regt den Stoffwechsel an

bitter: reinigend

herb: schleimhautberuhigend

Empfohlen werden zum Beispiel:

Rote-Bete-Salat

Zutaten:

2 Rote Bete Knollen

4 Karotten

6 – 8 EL Olivenöl

1 EL Zitronensaft

1 TL Honig

etwas Dill

Salz

Pfeffer

Die rote Bete und Möhren schälen und fein reiben. Die anderen Zutaten unter die Rohkost mischen und 30 Minuten durchziehen lassen.

Mangoldgemüse

Zutaten:

700 g Mangold

300 g rote Paprika

150 g Trockenfrüchte (Feigen, Datteln, Aprikosen)

¼ L frisch gepresster Orangensaft

1EL brauner Zucker

3 EL Öl

¼ TL Sternanis

Salz

2 TL Majoran

2 TL Ingwer

2 Messerspitzen Muskat

¼ TL Pfeffer

Zubereitung:

Mangold mittelfein und Paprika in Würfel schneiden. Gewürze, Ingwer und Zucker im Öl andünsten. Orangesaft, Mangold und Paprika dazugeben und anbraten. Eventuell etwas Wasser dazugeben. Etwas köcheln. Die Trockenfrüchte hinzu geben und 15 Minuten garen. Salz und Majoran unterrühren.

Bratkartoffeln

Zutaten:

500 g Kartoffeln

¼ TL Petersilie

Majoran

1 EL Öl

¼ TL schwarzer Pfeffer und Koriander

Kurkuma

Etwas Muskatnuss

½ TL Salz

Zubereitung:

Die Kartoffeln mit Schale kochen, mit kaltem Wasser abschrecken, pellen und in mundgerechte Stücke schneiden. Den Backofen auf 180 Grad Oberhitze vorheizen. Die Backform mit Olivenöl auspinseln und die Kartoffelstücke darin verteilen. Alle Kräuter und Gewürze mischen und über die Kartoffeln streuen. Alles ca. 20 Minuten im Backofen backen, bis alles goldbraun ist.

Kürbissuppe

Zutaten:

1 EL Öl

700 g frischer Kürbis (ohne Schale)

2 Kartoffeln

1 Stange Lauch

½ Knolle Sellerie

1 Apfel

1 TL Curry

½ TL Ingwerpulver

½ TL Koriander

1 Dose Kokosmilch

eventuell etwas Frischkäse oder Sahne

Salz

Pfeffer

Zubreitung:

Den Kürbis, Kartoffeln, Lauch, Sellerie und Apfel in kleine Stücke schneiden. Im Öl zuerst das Lauch andünsten. Danach die gemahlenen Gewürze dazugeben. Alle Zutaten einige Minuten andünsten und etwa 20 Minuten köcheln lassen. Wenn das Gemüse gar ist, die Suppe mit einem Mixstab pürieren und mit Salz und Pfeffer abschmecken.

BCM-Diät

BCM bedeutet (Body Cell Mass). Mit dieser Diät soll das Fett und nicht die Muskelmasse verloren gehen. Man soll sich ausgewogen ernähren und genügend Eiweiße, Vitamine, Mineralstoffe und Spurenelemente zu sich nehmen.

Das Diätprogramm beruht auf dem Einsatz von Mahlzeitenersatz. Es sollen pro Tag drei Mahlzeiten gegessen werden. Zwei Mahlzeiten bestehen in der Abnehmphase aus BCM-Basic-Produkten. Die dritte Mahlzeit wir selbst aus einer ausgewogenen Mischkost hergestellt.

Für diese Diät sind folgende Produkte notwendig.

Das BCM-Start-Paket bestehend aus:

1 BCM-Start (10 Mahlzeiten für die ersten zwei Tage)

1 BCM-Basic Vanille (24 Mahlzeiten für 12 Tage)

1 BCM-Kräuter (25 Portionen)

1 BCM Schüttelbecher

1 3er Pack Schokoriegel

1 3er Pack Früchte Müsli-Riegel

Dieses Paket reicht 2,5 Wochen und kostet 112,75 Euro.

Das zweite Paket ist ein Pulver, welches mit Wasser angerührt wird. Es gibt unterschiedliche Geschmacksrichtungen. Mit diesem Pulver werden 5 tägliche Portionen eingenommen und die gewohnte Nahrung dadurch ersetzt. Eine Dose kostet 25,00 Euro.

Wie leckere Mischkostmahlzeiten zubereitet werden sollen, steht im BCM-Kochbuch. Er hat 126 Seiten und beinhaltet 62 Rezepte.

Das Kochbuch kostet 12.25 Euro.

Brigitte-Diät

Die Grundlage dafür sind Rezepte für schnelle Mahlzeiten. Die Brigitte-Diät besteht aus kalorienreduzierter Mischkost. Es ist alles erlaubt, wenn die Menge stimmt.

Der Kalorienbedarf sollte bei 1200 Kilokalorien und zirka 40 Gramm Fett pro Tag betragen.

In den Brigitteheften erscheint die Diät mehrmals im Jahr.

Chip-Diät

Die Chipliste-Diät orientiert sich am Ernährungskonzept der Weight Watchers. Es werden dort keine Punkte verwendet, sondern Chips mit Gesichtern, welche die Verwendbarkeit der Lebensmittel darstellen.

Die Chipliste ist so gestaltet, dass sofort ersichtlich ist, welche Lebensmittel für die Diät gut sind. Jedem Lebensmittel wird eine Anzahl Chips zugeordnet. Es sind für die Diät nur eine bestimmte Anzahl Chips pro Tag erlaubt. Werden mehr verbraucht, müssen sich durch Sport neue Chips erarbeitet werden. Am Tag sind 20 Chips erlaubt, die zirka 2000 Kalorien entsprechen.

Fasten

Eine Null-Diät bedeutet den Verzicht auf

Nahrung und ist nicht ungefährlich. Es werden nur kalorienarme Flüssigkeiten und Nahrungsergänzungsmittel verwendet. Dadurch verliert der Körper sehr schnell Wasser, Muskel- und Fettgewebe.

Beim Heilfasten soll der Körper entschlackt und von Giftstoffen befreit werden. Wird nach einer Null-Diät wieder normal gegessen, tritt der Jo-Jo-Effekt ein. Zusätzlich können Mangelerscheinungen auftreten wie zum Beispiel Kreislaufprobleme.

Zu empfehlen ist eine Fastenkur.

Bei einer Saftfastenkur sind nur frisch gepresster Obst- und Gemüsesaft am Tag erlaubt. Das klassische Fasten beginnt mit Obstfasten. Anschließend werden 5 Tage nur Saft, Brühe und Tee getrunken. So können in einer Woche 5 Kilo abgenommen werden.

Fatburner-Diät

Laut dieser Diät ist Übergewicht eine Reaktion des Körpers, die auf den Mangel von Vitalstoffen hinweist. Wenn diese Stoffe fehlen, kann das Fett nicht abgebaut werden und wird im Körper angelegt.

Durch exotische Früchte und vitaminreicher Ernährung sollen die Kilos verschwinden. Die Ernährung besteht aus viel Gemüse, magerem

Fleisch und Milchprodukten.

Was ist Fatburner= Fettverbrennung?

Es sind Inhaltstoffe in Lebensmitteln, welche die Fettverbrennung im Körper anregen und beschleunigen sollen.

Auf der Tagesordnung stehen zu Beginn die Papaya und die Ananas. Diese Früchte sorgen dafür, dass der Körper gut entwässert wird. Hinzu kommt eine fettarme Ernährung wie Geflügel, Halbfettmargarine, Müsli und Vollkornprodukte. Dazu sollte viel Tee und Wasser getrunken werden. Sport und Bewegung an frischer Luft unterstützen diese Diät.

FdH (Friss die Hälfte)

Die bisherige Ernährung wird einfach nur um 50 Prozent reduziert. Es müssen keine Kalorien gezählt werden und ein Diätplan ist auch nicht notwendig. Das Hungergefühl wird durch viel Mineralwasser unterdrückt.

Es werden nur zu Beginn Erfolge erzielt. Die wöchentliche Gewichtsabnahme wird immer geringer. Irgendwann bleibt diese ganz aus.

Fit-For-Fun-Diät

Diese Diät basiert auf drei Säulen. Das sind Ernährung, Bewegung und Entspannung. Hier gilt: „gesünder essen statt Kalorien zählen".

Empfohlen werden viel Obst, Gemüse, Salat, Kräuter, Nüsse und Getreide sowie gesunde Fette und Fisch.

Wer hungert, kann kurzfristig abnehmen. Doch oft folgt danach der Jo-Jo-Effekt. Diesem Teufelskreis kann man durch Bewegung entgegen wirken. Durch Sport wird mehr Energie benötigt und es werden Muskeln aufgebaut.

Fit-For-Life-Diät

Es ist eine Art Trennkost. Die gesamte Ernährung besteht zu 70 Prozent aus Obst, Früchten, und Gemüse sowie zu 30 Prozent aus Fisch, Fleisch oder Milchprodukten.

Auch Brot und Getreide sind erlaubt.

Diese Diät besteht aus 3 Phasen.

Zwischen 4 und 12 Uhr sollen Früchte, Obst, Gemüse und Säfte verbraucht werden, um den Körper mit Vitaminen und Flüssigkeit zu versorgen. In der Zeit von 12 bis 20 Uhr , besonders mittags darf alles gegessen werden. Gegend Abend Fisch oder Fleisch.

Glyx-Diät

Diese Diät ist eine vollwertige Ernährung, die Wert auf Ballaststoffe, notwendige Fettsäuren,

Vitaminen und Flüssigkeit legt. Jeder kann sich seinen Essplan selbst zusammen stellen. Bei der Glyxdiät wird zwischen guten und schlechten Kohlenhydraten unterschieden. Lebensmittel mit hohem Glyx sind z. B. Traubenzucker - sollten gemieden werden und durch Produkte mit niedrigem Glyx ersetzt werden. Natürlich spielt auch Bewegung eine große Rolle.

Hier zwei Vorschläge.

Für den Start in den Tag (für 2 Personen)

Zutaten:

125 g tiefgekühlte Beeren

½ Grapefruit

1 Orange

½ Zitrone

200 ml kalte Milch

2 TL Öl

4 TL Haferflocken

2 TL Honig

1 Prise Zimt

Zubereitung:

Die Beeren auftauen. Die Zitrusfrüchte auspressen und mit den Beeren mim Mixer zerkleinern. Den Rest in den Mixer geben und nochmals durchmixen.

Nudel-Gemüse-Salat (für 1 Person)

Zutaten:

Salz

Pfeffer

50 g Vollkorn-Penne

1 EL Öl

150 g Kirschtomaten

1 EL Rotweinessig

½ Bund gemischte Kräuter (Thymian, Petersilie, Basilikum)

Zubereitung:

Das Salzwasser aufkochen und die Nudeln 10 Minuten garen. Die Kirschtomaten waschen und halbieren. 2 EL Kochsud von den Nudeln für die Soße abnehmen. Die restlichen Nudeln durch ein Sieb abgießen und abschrecken. Alle anderen Zutaten zerkleinern und mit dem abgenommenen Kochsud mischen.

Hollywood-Stardiät

Diese Diät wurde bereits in den 20er Jahren

entwickelt. Dadurch sollten die Stars schnell und unkompliziert abnehmen. Sie beruht auf dem Trennkostprinzip, allerdings mit sehr wenigen Kohlenhydraten. 80 Prozent der Ernährung besteht aus Obst und Gemüse. Exotische Früchte sollen den Fettabbau im Körper fördern. Obst ist uneingeschränkt erlaubt. Pro Tag werden zwischen 600 und 800 Kilokalorien aufgenommen. Diese Diät beruht auf einer geringen Nahrungsaufnahme bzw. Trennkost. Sport ist hier nicht vorgesehen.

Ich nehme ab Diät

Hierbei soll durch eine komplette Ernährungsumstellung langfristig abgenommen werden.

Das Prinzip besteht aus mindestens fünf Portionen mit Obst und Gemüse in kleinen Portionen. Fleisch sollte auf ein Minimum reduziert werden. Die Getreideprodukte nur aus Vollkorn verwenden.

Ideal-Diät

Dies ist eine Kombination aus der Glyxdiät und der Low Fett Diät. Hierbei dürfen Kohlenhydrate mit einem niedrigem Glyxwert gegessen werden. Das bedeutet, dass der Blutzuckerspiegel niedrig gehalten wird. Ebenso sollte der Kaloriengehalt der Lebensmittel beachtet werden.

Die Rezepte sind nach einem Ampelsystem geordnet.

- grün für fettarme und gesunde Gerichte

- gelbe sind gesund aber kalorienreich. Dazu gehören zum Beispiel Käse, Fisch und Eier

- rote Lebensmittel sind manchmal erlaubt. Dazu gehören Bratwurst, Pommes Frites, Fertigpizza oder Schokolade

Täglich sollen 1,5 Liter Wasser getrunken werden.

Hier ein Ernährungsbeispiel für einen Tag.

Frühstück: Beeren, Flocken und Müsli

Snack: Apfel mit Joghurt

Mittag: Putenfleisch mit Gemüse

Snack: Erdnüsse und 200 ml Buttermilch

Abend: Belegtes Vollkornbrot

Kartoffeldiät

Die Kartoffeln enthalten kein Fett und sind kalorienarm. Jeden Tag gibt es drei Mahlzeiten. Dazu sollten 2 Liter Wasser oder Tee getrunken werden.

Frühstücksvorschlag 1

2 EL Vollkornhaferflocken

1 EL Cornflakes

1 TL Weizenkleie

1 TL Leinsamen

Grapefruit

1 TL Honig

Müsli

125 g Magermilchjoghurt

Frühstücksvorschlag 2

1 hartgekochtes Ei schälen und in Scheiben schneiden. 1 Scheibe Vollkornbrot mit ½ TL Senf und Tomatenmark bestreichen. Die Eischeiben oben auf legen. Dazu 200 ml Vitaminsaft trinken.

Kartoffelsuppe

Zutaten:

1 kg Kartoffeln

2 Stangen Lauch

2 Liter Wasser

Zimt

Muskat

Salz

Kräuter (Schnittlauch und Petersilie)

Zubereitung:

Die Kartoffeln schälen und würfeln. Anschließend im Salzwasser kochen und anschließend pürieren. Das Lauch waschen und in Ringe schneiden. Das Lauch mit den Gewürzen in die pürierten Kartoffeln tun und mitgaren. Anschließend mit Gewürzen abschmecken.

Kartoffelsalat

Zutaten:

½ Salatgurke

1 Tüte Gewürzmischung für Salat

400 g Kartoffeln

1 kleine Zwiebel

150 g Naturjoghurt

3 EL Mineralwasser

Salz

Pfeffer

Schnittlauch

Zubereitung:

Die Salatgurke schälen, in Würfel schneiden und mit der Gewürzmischung bestreuen. Die Kartoffeln als Pellkartoffeln kochen. Nach dem Pellen in Scheiben schneiden. Die Zwiebel und Schnittlauchzerkleinern. Die Kartoffeln, Zwiebeln und Schnittlauch zu den Gurken geben. Das Mineralwasser mit dem Joghurt mischen und alles verrühren. Anschließend mit Salz und Pfeffer abschmecken.

Kohlsuppendiät

Diese Diät ist für Personen, die schnell abnehmen müssen oder wollen. Wenn diese Suppe allein über einen längeren Zeitraum gegessen wird, kann es zu Mangelernährung führen.

Zutaten für 1 Person für 1 Woche:

6 Frühlingszwiebeln

2 Dosen Tomaten

1 großer Weißkohl

2 große grüne Paprika

1 Bund Petersilie

1 Bund Sellerie

2 Pakete Zwiebelsuppe

Zubereitung:

Den Weißkohl und Paprika in kleine Stücke schneiden. Den Sellerie, Frühlingszwiebeln und Petersilie zerkleinern. In zwei großen Töpfen Wasser erhitzen und die Zutaten 15 Minuten kochen. Anschließend die Suppe mit Salz und Pfeffer würzen. Die Suppe portionieren und einfrieren. Diese kann immer bei Hunger gegessen werden.

Diese Diät kann eine Woche folgendermaßen umgesetzt werden.

Am ersten Tag: Die Suppe essen und dazu Obst (Äpfel, Orangen oder Ananas)

Am zweiten Tag: frisches und rohes Gemüse essen. Vorzugsweise Paprika, Lauchzwiebel, Gurke oder Brokkoli. Abends 1 Pellkartoffel mit Margarine. Dafür kein Obst. Die Suppe nicht vergessen.

An den folgenden Tagen viel Suppe, Obst und Gemüse essen. Dafür keine Kartoffel. Viel trinken.

3 Bananen mit fettarmer Milch sind erlaubt. Dazu viel Tee oder Wasser trinken. Bei Hunger

Suppe essen.

Über den Tag verteilt können 500 g Fleisch oder 5 Tomaten gegessen werden. Weiterhin Suppe essen und viel trinken.

Dürfen Fleisch und Gemüse unbegrenzt verzehrt werden. Weiterhin die Suppe essen und viel trinken.

Zusätzlich zur Suppe dürfen Vollkornreis, Gemüse und Obstsaft genossen werden.

Nach dieser Diätwoche sollte erst einmal eine Pause eingelegt werden.

Logi-Methode

Die These lautet „viel Eiweiß, das richtige Fett und wenig Kohlenhydrate".

Anstatt der Kohlenhydrate bilden Obst, Gemüse und gesunde Fette die Grundlage. Es folgen Fleisch, Fisch oder Milch. In kleineren Mengen sollten zuckerhaltige Lebensmittel verwendet werden.

Nach dieser Methode sollen Weißmehlprodukte wie Brot, Kuchen oder Süßes selten verwendet werden.

In Maßen sollten Milchprodukte wie Milch, Joghurt Quark, Eier, Fleisch, Fisch oder Getreideprodukte gegessen werden.

Zugegriffen werden darf bei Gemüse, Oliven-
oder Sonnenblumenöl und Obst.

Low-Fat-Diät

Diese Diät vertritt die Meinung, dass zu viel
Fett dick macht. Also soll die Kalorienzahl
gesenkt werden. Es dürfen nur 30 Gramm Fett
pro Tag verbraucht werden. Diese Low-Fat-
Diät besteht aus einer fettarmen Ernährung,
langsamen Kauen und viel Flüssigkeit.

Von Vorteil ist die Ampelbezeichnung an den
Lebensmittel. Grün zum Beispiel symbolisiert
wenig Fett. Lebensmittel mit rotem
Lebensmittelpunkt sollten gemieden werden.
Bevorzugt werden Speisen mit Kräutern,
Fisch, viel Obst, Gemüse und wenig Fleisch.

Rezeptvorschlag

Zutaten für 4 Portionen:

4 Fischfilet

2 große Zucchini

Zitronensaft

Salz

Pfeffer

Zubereitung:

Möhren und Zucchini schälen und in Scheiben schneiden. Anschließend mit Salz und Pfeffer würzen. Den Fisch mit Zitrone beträufeln und salzen. Fisch und Gemüse auf Backpapier tun und einrollen. Alles im Backofen bei 175 Grad (Umluft) 25 Minuten garen.

Dazu gibt es Reis oder Baguette.

Low-Fett-30

Hier gilt. Alle Speisen dürfen höchstens 30 Prozent Fett betragen. Pro Tag dürfen nicht mehr als 50 Gramm verwendet werden. Der Vorteil ist, dass Listen die fettarmen Lebensmittel ausweisen. Ein Kalorienzählen ist hier nicht notwendig. Das Essen besteht aus viel Obst und Gemüse.

Market-Diät

Mit einer Fastenkur und Eiweißdrink sollen die Pfunde schwinden. Wer nach dieser Diät das Gewicht halten möchte, muss seine Ernährung extrem umstellen.

Hier handelt es sich um die Trinkkur „Alsamed". Er besteht zu über 50 Prozent aus Soja und Eiweiß. Diese Methode soll den Stoffwechsel ankurbeln und die

Fettverbrennung fördern. Alsamed ist in der Apotheke erhältlich. Eine zweiwöchige Fastenkur kostet etwa 30 Euro. Zu den Drinks dürfen noch Gemüsebrühe und Säfte verwendet werdet.

Max-Plank-Diät

Mit dieser Diät soll man besonders schnell abnehmen können. Sie beruht auf dem Prinzip der „Low Carb".

Es wird empfohlen viel Fleisch und Eier zu essen sowie etwas Obst.

Nach dem strengen Plan sollen in zwei Wochen etwa 9 Kilo purzeln.

1. Tag

- Frühstück: Kaffee ohne Zucker

- Mittag: 2 gekochte Eier, Spinat mit etwas Salz

- Abend: 1 großes Steak, grüner Salat und Sellerie

2. Tag

- Frühstück: schwarzer Kaffee ohne Zucker und 1 Brötchen

- Mittag: 1 Steak, grüner Salat und Obst

- Abend: gekochter Schinken

3.Tag

- Frühstück: schwarzer Kaffee ohne Zucker
und 1 Brötchen

- Mittag: 2 gekochte Eier, Salat und
Tomaten

- Abend: gekochter Schinken und grüner
Salat

4. Tag

- Frühstück: schwarzer Kaffee ohne Zucker
und 1 Brötchen

- Mittag: 1 gekochtes Ei, Möhren und Käse

- Abend: Obst und Naturjoghurt

5. Tag

- Frühstück: Möhren mit Zitrone und
schwarzen Kaffee

- Mittag: gedünsteter Fisch und Tomaten

- Abend: 1 Steak und grüner Salat

6. Tag

- Frühstück: schwarzer Kaffee und 1 Brötchen
- Mittag: gegrilltes Huhn
- Abend: 2 gekochte Eier und Möhren

7. Tag

- Frühstück: Tee mit Zitrone
- Mittag: 1 Steak und Obst
- Abend: alles

Mayo-Diät

Die Mayodiät ist umgangssprachlich auch als Eierdiät bekannt. Damals wurden pro Woche der Verzehr von 25 Eiern empfohlen. Daher der Name. Nun ist es so, dass am meisten Gemüse, Obst und Vollkornprodukte auf dem Speiseplan stehen sollen. Gemieden werden sollten Alkohol, Fast Food, Limonade und Süßigkeiten.

Mayr-Kur

Dies ist eine Entschlackungskur. Das Ziel ist eine gründliche Darmreinigung.

Sie beginnt mit dem Teefasten. Später folgt eine Diät mit Milch und Semmeln. Dies wird so lange und langsam gekaut, bis ein Sättigungsgefühl eintritt.

Die klassische Mayrkur dauert drei Wochen und sollte in Fastenkliniken durchgeführt werden. Vor dieser Kur sollten wichtige Regeln beachtet werden. Am besten mit einem Arzt besprechen.

Mentales Schlankheitstraining

Dies ist keine Diät, sondern ein psychologisches Lernprogramm, um neue Essgewohnheiten zu lernen.

Das Prinzip ist einfach. Negatives Essverhalten zum Beispiel „Fett" wird in Bildern oder Geruch negativ dargestellt. „Fett riecht ranzig". So soll einem der Appetit darauf vergehen. Genauso wirkt positives Verhalten in schönen Bildern oder Frische bei Mineralwasser.

Durch diese Methode müssen keine Kalorien gezählt werden.

Mittelmeerdiät

Diese Diät ist zu empfehlen, dank der typischen Küche mit Olivenöl und frischen Kräutern aus dem Süden. Es ist eine gesunde Ernährung mit viel Fisch, frischem Obst und Gemüse. Die Ernährungsweise ist gesund und abwechslungsreich. Somit kann man langfristig und schonend abnehmen.

Hier einige Ernährungsvorschläge:

Frühstück:

Zutaten:

1 Scheibe dunkles Brot

10 Gramm Halbfettmargarine

1 Tomate

1 hart gekochtes Ei

Möhrensaft

Zubereitung:

Ei und Tomate in Scheiben schneiden. Das Brot mit Margarine bestreichen und Ei sowie Tomate auf die Schnitte legen. Dazu 1 Glas Möhrensaft trinken.

Mittag: Fisch mit Zucchinigemüse

Zutaten:

150 g Fischfilet

1 TL Rapsöl

1 kleine Zwiebel

100 ml Gemüsebrühe

2 Tomaten

2 kleine Zucchini

30 g Reis

Zitrone

Salz

Pfeffer

Basilikum

Mineralwasser

Zubereitung:

Fischfilet mit Zitrone beträufeln, salzen und pfeffern. Die Zwiebeln, Tomaten und Zucchini zerkleinern und in Öl andünsten. Anschließend die Gemüsebrühe aufgießen. Den Reis hinzu geben und 10 Minuten kochen. Den Fisch in die Pfanne tun und weitere 10 Minuten dünsten. Anschließend nachwürzen- Dazu ein Glas Mineralwasser trinken.

Abend: Paprikaschoten

Zutaten:

1 rote Paprika

1 gelbe Paprika

150 g Speisequark

2 EL Zitronensaft

2 TL italienische Kräuter

Petersilie

Salz

Pfeffer

Knoblauch

1 Scheibe dunkles Brot

2 bis 3 Tassen grünen Tee

Zubereitung:

Von dem Paprika die Deckel abschneiden und würfeln. Die Schoten entkernen und waschen. Die anderen Gewürze mit dem Quark mischen und in die Paprikaschoten füllen.

Dazu dunkles Brot essen und Tee trinken.

Montignac-Methode

Hier geht es um eine Mischform der Glyx-Diät, Trennkost und Low-Carb. Es wird weder auf Eiweiß, Fett oder Kohlenhydrate verzichtet.

Beachtet werden sollte, dass Fett entweder mit Eiweiß oder mit Kohlenhydraten aufgenommen werden.

Die Kohlenhydrate werden unterschieden in sehr gute, gute und schlechte. Von den ersten beiden darf genügend gegessen werden. Dazu gehören zum Beispiel rohe Möhren, Milch, Tomaten, Zwiebeln, Reis und Vollkornprodukte. Zu den schlechte Kohlenhydraten gehören Lebensmittel wie Kartoffeln, welche selten oder gar nicht gegessen werden sollten.

Nulldiät

Diese Diät bedeutet den totalen Verzicht auf Essen. Es ist die radikalste Diät und sollte möglichst vermieden werden. Bei dieser Nulldiät dürfen nur kalorienarme Flüssigkeiten und Nahrungsergänzungsmittel aufgenommen werden.

Es kann hierbei zu Mangelerscheinungen und Erkrankungen kommen.

One Day- Diät

Es wird lediglich einen Tag gefastet. Es wird nur getrunken. Diese Diät ist nur für Personen geeignet, die sich gesund ernähren und regelmäßig Sport treiben. Menschen mit Übergewicht sollten darauf verzichten.

Optifast 52 Diät

Es gehört zum Heilfasten. Dieses Programm dauert 52 betreute Wochen und kostet pro Monat 250 Euro.

In dieser Zeit finden medizinische Untersuchungen, danach die Fastenphasen mit täglich 800 Kilokalorien und anschließender Umstellung der Ernährung statt.

Pfundskur

Sie wurde von Prof. Dr. Pudel erfunden. Laut These essen Übergewichtige zu viel Fett und zu wenig Kohlenhydrate. Fettarmes Essen und Sport sollen die Kilos zum Schmelzen bringen.

Bei der Pfundskur wird Fett in „Fettpunkten" gezählt. Ein Punkt entspricht 3 Gramm Fett. Täglich dürfen nur 20 Fettpunkte verbraucht werden. Empfohlen wird eine gesunde Mischkost.

Pritkindiät

Hier soll so wenig wie möglich Fett aufgenommen werden. Kohlenhydrate und Ballaststoffe bereichern die Nahrung.

Während dieser Diät wird sich vorwiegend von magerem Fleisch, Fisch, Gemüse, Milch- und Getreideprodukte ernährt. Dadurch tritt ein schnelles Sättigungsgefühl ein.

Hier ein Vorschlag für einen Snack:

Zutaten:

1 Tomate

½ Avocado

1 EL Zitronensaft

Schnittlauch

Salz

Pfeffer

Zubereitung:

Das Avocadofleisch mit einer Gabel zerdrücken, salzen und pfeffern. Den Zitronensaft und Schnittlauchröllchen unterrühren. Die Tomate zerkleinern und untermischen.

Rohkostdiät

Wer Interesse hat, kann erste Erfahrungen mit leichten Rohkostrezepten probieren. Zu Säften, frischem Obst und Gemüse gehört stilles Wasser.

Hier Tipps für 1 Woche Rohkostdiät:

1.Tag:

Vor dem Essen ein Glas Wasser trinken. Danach sich beliebig am Obst richtig satt essen. Sollte am Mittag Hunger auftreten, werden Nüsse empfohlen. Dazu passend drei Gemüsesorten.

2.Tag:

Am Morgen steht ein fruchtiger Obstsalat auf dem Plan, gewürzt mit Zitronensaft und Nüssen. Mittags gibt es ein Gemüsemix mit Dressing.

3.Tag:

Zur Einstimmung 500 g Äpfel und 4 Kiwis mixen. Dazu 150 g Kopfsalat.

Mittags einen Tomaten- Mozzarella- Salat.

4.Tag:

zum Frühstück einfach tropische Früchte wie Papaya, Mango oder Ananas.

Zum Mittag als Ausgleich Spinat oder Salat. Abends dann ein Obstdrink.

bis 7. Tag:

wie gewünscht alles an Obst, Gemüse Säfte

und Wasser genießen. Auch gemischt. Dazu kann auch dunkles Knäckebrot verwendet werden.

Schalttage

Bei dieser Variante sollen an ein bis zwei Tagen wenig gegessen werden. Empfohlen werden Obst, Reis und Gemüse.

So können Reistage angestrebt werden. Einfach Reis in Salzwasser kochen und in fünf Portionen für zwei Tage aufteilen. Dazu gibt es Apfelmus.

Eine weiter Möglichkeit sind Obsttage. Bei den Gemüsetagen können je nach Geschmack 5 Mahlzeiten zubereitet werden. Wer noch Hunger verspürt, kann Knäckebrot oder Haferkekse essen.

Schrothkurdiät

Diese Diät gehört zum Heilfasten. Sie dauert zwischen zwei und drei Wochen. Durch das Heilfasten nimmt man natürlich auch ab.

In dieser Zeit gibt es nur kalorienarme Kost ohne Fett oder Salz.

Nach einigen Tagen der Entschlackung lässt das Hungergefühl nach. Längerfristig sollte die Schrothkur nicht angewandt werden, da es zu Mangelerscheinungen kommen kann. Ost und

Gemüse sollten nicht roh gegessen werden. Empfohlen werden auch Kartoffeln und Reis. Während dieser Zeit werden höchstens 600 Kalorien pro Tag aufgenommen. Außerdem soll viel getrunken werden.

South-Beach-Diät

Die Diät basiert auf einem Low-Carb-Diätplan.

Und so funktioniert es:

Drei Hauptmahlzeiten und Snacks werden über den Tag verteilt aufgenommen. Dabei soll man sich satt essen. Hierbei dürfen keine Kohlenhydrate gegessen werden. Nicht erlaubt sind zum Beispiel Reis, Nudeln, Kartoffeln und Gemüse.

Nach zwei Wochen dürfen Gemüse und Obst gegessen werden. Verboten sind die Kohlenhydrate wie Brot, Kuchen, Reis oder Kartoffeln. Erst wenn das Wunschgewicht erreicht ist, sind in geringen Mengen wieder Kohlenhydrate erlaubt.

Susan-Powter-Diät

Diese Diät besteht aus fettarmer Kost, viel Sport und Bewegung. Bei der Ernährung darf kein Lebensmittel mehr als 30 Prozent Fett enthalten.

Die Ernährung sollte aus magerem Fleisch und

Hülsenfrüchten bestehen. Milchprodukte sind in geringer Menge erlaubt.

Die Umstellung der Ernährung, viel Sport und Getränke bringen die Kilos zum Schmelzen.

Treffpunkt Wunschgewicht

Angestrebt werden hier fünf Mahlzeiten pro Tag von Bonvita und mindestens 2 Liter Wasser oder Tee.

Erlaubt sind Müsli, Cremespeisen, Omeletts, Kekse und Suppen von Bonvita. Auch Fertiggerichte sind erlaubt.

Ab der ersten Woche dürfen 200 Gramm Gemüse und Salat gegessen werden. Später auch Snacks und Obst.

Trennkost

Dieses Prinzip erfand der amerikanische Arzt Dr. Howard Hay. Die Verdauung von Eiweiß und Kohlenhydraten funktioniert unterschiedlich. Deshalb werden beide getrennt gegessen.

Hier ein Speisevorschlag: Fischpfanne

Zutaten:

1 Kabeljaufilet

1 EL Mineralwasser

½ kleine Zwiebel

1 kleine Möhre

1 Stange Lauch

1 Tasse Reis

1 Tasse Magermilch

1 EL Gemüsebrühe

Salz

Pfeffer

Zubereitung:

Den Fisch in Stücke schneiden und im Mineralwasser anbraten. Anschließend die Zwiebel und Möhre würfeln. Das Lauch in Ringe schneiden und zum Fisch geben und mit anbraten. Milch und Wasser hinzu geben. Alles mit Gemüsebrühe und Pfeffer würzen. Den Reis kochen, bis er gar ist.

Typdiät

Es gibt unterschiedliche Esstypen.

– Der gelassene Typ isst, wenn er Lust hat.

– Der Genießer isst, was ihm schmeckt.

– Der rasante Typ isst bei Stress.

Genaue Rezepte zu diesen Typen gibt es nicht, sowie keine Pläne.

Vollweibdiät

Das Ziel ist ein Gewicht, bei dem man sich wohl fühlt. Folgende Regeln sollten beachtet werden.

- Mit Lust essen

- Wenig Fett

- Kaum Zucker

- Kein weißes Mehl

- Bewegung

Es wird bei dieser Diät eine abwechslungsreiche Mischkost empfohlen. Gegessen werden sollen viel Obst, Gemüse sowie Hülsenfrüchte.

Fleisch sollte durch Fisch ersetzt werden.

Volumetricsdiät

Wer diese Diät wählt, darf bestimmte Nahrungsmittel essen, bis er satt ist. Kalorienzählen ist nicht notwendig. Drei Hauptmahlzeiten werden empfohlen. An Lebensmitteln wie frischem Obst, Gemüse,

Suppen oder Vollkornprodukten satt essen.

Gestartet wird vor dem Frühstück mit einem Glas Wasser. Das füllt den Magen.

Folgende Regeln sollten bei dieser Diät beachtet werden.

- nur essen, wenn Hunger besteht

- viel Tee oder Wasser trinken

- auf Zuckerfallen achten

- abends weniger Kohlenhydrate essen

Weigth Watchers

Hierbei steht eine Beratung und Begleitung für eine ausgewogene und gesunde Lebensweise im Mittelpunkt. Im Prinzip kann alles gegessen werden, wenn die Punktzahl nicht überschritten wird. Auch Süßes ist erlaubt. Rezepte zum Nachkochen sind bei Weigth Watchers erhältlich. Von Suppen, Braten bis zum Nachtisch wird alles geboten. Diese Diät kostet pro Monat zirka 40,00 Euro.

XX-Well Diät

Dieses Abnehmprogramm läuft nur über das Internet und ist kostenpflichtig. Nach einer Anmeldung auf der Seite www.xx-well.com sind Diätpläne und Rezepte zu finden. Der Preis pro Monat beträgt 12.90 Euro.

Fazit: Wie Sie sicher festgestellt haben, ähneln sich die meisten Diäten. Zusammenfassend gilt, frisches Gemüse, Obst, Fleisch und Fisch essen. Dazu viel trinken und Bewegung.

Eine weitere Möglichkeit abzunehmen ist die Unterstützung durch eine Ernährungsberaterin. Sie helfen und begleiten das Abnehmen.
Nun können Sie Tipps von einer Ernährungsberaterin lesen.

Ernährungsberatung

Hallo, mein Name ist Katrin Kluß und ich bin Ernährungsberaterin. Ich wurde gefragt, ob ich etwas zu diesem Buch beitragen möchte und habe sofort Ja gesagt. Ich bin immer wieder beeindruckt, wenn Menschen es schaffen abzunehmen. Mal ehrlich, es fällt jedem von uns schwer. Ich sehe in meinem Beruf oft Menschen, die sehr verzweifelt sind. Meine Aufgabe, sie auf Ihrem Weg, Ihr Ziel zu erreichen, zu begleiten ist immer wieder ein großartiges Gefühl.
Damit es auch Ihnen etwas leichter fällt, schreibe ich hier ein paar einfache Tipps auf, damit auch Sie es schaffen können. Ich möchte nicht, dass Sie sich durch den Diätendschungel kämpfen müssen. Bitte versuchen Sie sich einfach relativ gesund zu ernähren und verzichten Sie auf nichts.

Beim Abnehmen geht es nicht nur ums Abnehmen allein, es geht vielmehr auch darum, sich wohl zu fühlen. Denn wenn sie sich nicht wohl fühlen, artet das Ganze in Stress aus und wenn wir Stress erleiden, ist das alles andere als gut für unseren Körper. Ich bin sogar der Meinung, dass das mit der Grund des berühmten Jo-Jo-Effektes ist. Denn wenn der Körper in einer Stresssituation abnehmen soll und danach normal essen darf, hat er Angst vor der nächsten Stresssituation und bunkert jedes bisschen Nahrung. Da das sicher nicht das Ziel ist, sollten wir uns wirklich Zeit nehmen zum Abnehmen und auch das Drumherum nicht vergessen.
Zudem bin ich der Meinung, das Abnehmen nichts mit Kalorien zählen zu tun hat. Das stresst zusätzlich. Es geht auch ohne Stress, ohne Kalorien zählen und mit jeder Menge Spaß.

Als erstes sollten Sie immer schauen, ob Sie wirklich abnehmen müssen. Dazu sollten Sie einen Arzt aufsuchen und mit ihm ihr Gewicht, sowie ein realistisches Ziel besprechen. Zudem kann der Arzt Sie zusätzlich auf gesundheitliche Probleme hinweisen und Ihnen noch Tipps geben, worauf sie bei Abnehmen achten sollen.

Als zweites ist es sinnvoll, sich selbst beim Essen und Trinken zu beobachten und eventuell ein Tagebuch führen, was man alles so zu sich nimmt. An dieser Stelle möchte ich vor jeglichen Diätpillen und Schlankheitsmitteln warnen. Lassen Sie die Finger davon. Sie haben schädliche Auswirkungen auf Ihr Herz-Kreislaufsystem. Sie können Magen-Darmstörungen sowie Nierenfunktionsstörungen verursachen. Auch können Depressionen eine mögliche Folge sein. Natürlich ist Abnehmen schwer und die Werbung verspricht, dass es mit diesen Mitteln einfacher geht. Vielleicht ist das auch so, aber bitte bedenken Sie, wenn Sie damit aufhören, kommt der Jo-Jo-Effekt und wenn Sie sie weiter nehmen, schaden sie Ihrem Körper. Also beißen Sie sich durch und stellen sie ihre alten Gewohnheiten auf neue um.

Der dritte Punkt besteht darin viel zu trinken und natürlich die Bewegung zu steigern. Das Trinken ist wichtig für die Nieren, damit die abtransportierten Stoffe besser aus dem Körper ausgeschieden werden. Zudem ist Trinken wichtig für den Blutfluss und für eine gute Verdauung. 1,5 Liter Flüssigkeit täglich sollten es mindestens sein. Dazu zählen Wasser, ungesüßte Tees und stark verdünnte Säfte. Das Trinken ist auch gerade für den Sport wichtig, um den Flüssigkeitsverlust auszugleichen. Treiben sie Sport, der Ihnen Spaß macht und suchen sie sich am besten Gesellschaft dafür. Sie müssen nicht gleich einen Marathon laufen, etwas walken im Park, Fahrrad fahren oder wenn es Ihnen lieber ist, lassen sie sich in einem Fitnessstudio beraten. Hauptsache Sie bewegen sich. Natürlich geht es auch ohne Bewegung, aber es dauert länger und ihr Körper fährt komplett auf Sparflamme, denn Muskeln verbrennen das Fett und um sie aufzubauen, brauchen Sie Bewegung. Zudem können Sie auch einfach mehr Bewegung in den Alltag einbauen. Versuchen Sie es einmal mit einem Schrittzähler. Das Ziel sind 10.000 Schritte pro Tag. Daran merkt man erst einmal, wie wenig wir uns eigentlich bewegen. Aber es spornt an und ist nun wahrhaftig nicht schwierig.

Beim vierten Punkt geht es um das Fett. Fett macht fett, richtig? Nicht ganz, man kann eher sagen, das falsche Fett macht fett. Natürlich ist Fett wichtig für unseren Körper und wir brauchen es. Das Problem heutzutage ist vor allem die Menge. Um herauszufinden, wo überall Fett in Ihrem Essen ist, machen sie sich wie ein Detektiv doch einmal auf die Suche danach. Sie werden erschrocken sein. Ein paar Sachen können Sie jedoch beachten, damit sich Ihr Fettkonsum in Grenzen hält. Achten Sie bei der Zubereitung darauf, mit wenig Fett zu braten. Am besten Sie grillen oder dünsten Ihr Essen. Bei Wurst sollten Sie achtsam sein. Streichwurst und Streichkäse haben besonders viel Fett, deshalb lohnt es sich dort auf die Butter bzw. Margarine zu verzichten. Bei Fleisch sollten Sie das sichtbare Fett immer entfernen. Auch Milchprodukte sind nicht ohne. Greifen sie eher zu der fettarmen Variante. Es muss auch nicht immer Butter oder Margarine sein. Frischkäse, Senf, Tomatenmark oder Magerquark sind auch gute Alternativen um den Belag auf der Schnitte zu halten. Wenn Sie jedoch auf Butter und Margarine nicht verzichten können, dann streichen Sie es sparsam auf. Versuchen Sie es doch auch mal mit einem vegetarischen Belag mit Gurken, Tomaten, Radieschen etc. Auch beim Kuchen können Sie aufpassen, lieber zum Obst-, Hefe- oder Biskuitkuchen greifen als zu Sahne- und Cremetorten. Ganz wichtig ist natürlich frische Lebensmittel bevorzugen. Bei Fertiggerichten oder die, aus der Tüte zubereitet werden ist oft jede Menge Fett enthalten.

Der fünfte Punkt dreht sich um Gemüse, Obst und Getreide. Davon sollten sie natürlich jede Menge essen. An pflanzlichen Lebensmitteln kann man sich satt essen, vorausgesetzt die Zubereitung stimmt. Getreideprodukte sollten wegen ihres hohen Nährstoffgehalts als Vollkorn gegessen werden. Also sprich Vollkornnudeln, Vollkornreis und Vollkornbrot. Auch Kartoffeln sind wichtig zum satt essen. Vorausgesetzt sie schwammen vorher nicht im Fett! Da alles was aus Vollkorn besteht auch viele Ballaststoffe hat, sollten sie viel trinken, sonst kann es zu Verstopfung kommen. Als kleine Eselsbrücke sollten Sie sich merken, „5 am Tag". Was das bedeutet? Ganz einfach, 3x Gemüse und 2x Obst am Tag. Wobei eine Portion der Größe Ihrer Handflächen entspricht. Beispiel: 1 Apfel = 1 Portion, 2 Hände Beeren = 1 Portion, 1 kleiner Kohlrabi = 1 Portion, 2 Hände zerkleinertes Gemüse = 1 Portion. Sie sehen also, daran kann man sich gut satt essen.

Das waren die Grundlagen, nun kommen wir in Punkt sechs wieder zu ihnen zurück. Es geht um Gewohnheiten, die dick machen. Diese sollten Sie herauszufinden und durch gute Gewohnheiten ersetzen. Machen Sie sich Notizen dazu. Seien Sie ehrlich, wir essen nicht nur aus Hunger! Wir essen aus Langeweile, weil andere essen, weil es einfach gut riecht oder aussieht, aus Frust und Stress.

Viele Sachen sind anerzogen. Wurden auch Sie damals immer belohnt mit essen? Egal ob Sie eine gute Note geschrieben haben oder im Haushalt geholfen haben. Vielleicht waren Sie auch einmal traurig oder krank und wurden mit Essen aufgemuntert? All diese Dinge machen Eltern, weil sie denken was Gutes zu tun. Aber später merken wir erst, dass es unserer Figur gar nicht gut tut. Diese Gewohnheiten sollten Sie heraus finden und ersetzen. Sie sollten essen, wenn sie Hunger haben und nicht, „wenn es Zeit ist" zu essen. Machen Sie es sich gemütlich zum Essen, mit Musik, schönem Geschirr und einer Blume. Um nicht zu viel zu essen, empfiehlt es sich von Desserttellern zu essen. Das Sättigungsgefühl setzt erst langsam ein, daher lieber langsam essen und kleine Bissen nehmen. Zwischendurch auch ruhig mal das Besteck ablegen. Den Nachschlag sollten Sie wirklich nur nehmen, wenn sie noch Hunger haben.

Auch wenn Freunde und Familienmitglieder darauf drängen, dass Sie mehr essen sollen. Lehnen Sie mit einem höflichen „NEIN" ab. Vor allem aber sollten Sie sich nicht ablenken lassen. Das bedeutet nicht vor dem Fernseher oder dem Computer essen. Sie verpassen das Sättigungsgefühl und essen schnell mehr als nötig.

Im siebenten Punkt geht es um die Entspannung. Wer kennt es nicht, wenn wir Langeweile haben, greifen wir gerne zum Essen, ebenso bei Stress und vor allem bei Kummer und Sorgen. Es gibt andere Methoden damit umzugehen, als es auf die Hüften zu futtern! Denn das Problem bei dieser Methode ist, dass sich nur kurzzeitig Besserung einstellt, danach greifen wir oft wieder zum Essen. Am besten ist es, den Stress zu erkennen und sich zuvor notieren, welche anderen Möglichkeiten jetzt helfen, außer essen. Hier ein paar Tipps:

Den durch Stress entstehenden Heißhunger am besten mit Ablenkung durch Sport, Arbeit oder Entspannungsübungen vertreiben. Als erstes Mittel hilft oft ein großes Glas Wasser trinken, vielleicht auch ein Glas fettreduzierte Milch. Lassen Sie die Seele baumeln und machen etwas, was ihnen Spaß macht. Die Entspannungsmethoden sollten Sie üben, nur dann helfen sie in den richtigen Situationen. Es gibt zum Beispiel CDs mit progressiver Muskelentspannung nach Jacobson oder Mediations-CDs. Ebenso hilfreich ist Yoga. Das wiederum sollten sie in einem Kurs erlernen.

Ganz wichtig ist es zu lernen in Krisen nicht den Kopf hängen zu lassen und aus Frust wieder zum Essen zu greifen. In Punkt acht geht es darum, was Sie zum Beispiel bei Gewichtsstillstand machen können. Es gibt diesen Punkt des Gewichtsstillstandes immer, aber nicht verrückt machen, tapfer durchhalten, dann ist das Ziel bald nah. Manchmal kann es auch dazu kommen, dass das Gewicht wieder steigt. Dann gehen Sie noch einmal ein paar Gedanken durch. Sind Sie nachlässig geworden? Haben Sie vielleicht doch das ein oder andere Stück Kuchen zu viel gegessen? Scheitern Sie an ihrem Trainingsprogramm? Vielleicht hat sich auch die Bequemlichkeit in den Alltag eingeschlichen? Kann es an Stress und

Kummer liegen? Finden Sie es für sich selbst heraus und ändern Sie es einfach wieder. Sie versuchen schließlich jahrelange Gewohnheiten umzukrempeln. Das ist nicht leicht. Aber wichtig ist, sich immer wieder neu zu motivieren.

Der Punkt neun steht ganz im Sinn von „Ich sage nie mehr nie!" Sicherlich ist es wichtig beim Abnehmen darauf zu achten, was man isst und wie viel. Aber ganz wichtig ist, dass Sie sich niemals etwas verbieten. Denn dann wird der Heißhunger darauf nur noch größer. Irgendwann geben Sie nach und schaufeln nur noch in sich hinein und dann sagen Sie sich, nun ist es egal und essen immer weiter. Dahin sind alle Erfolge. Essen Sie das Stück Torte mit Genuss und sparen Sie sich dafür anders Ihre Kalorien ein oder es gibt eine Sporteinheit mehr. Gleichen Sie Ihre Sünden aus, aber verzichten Sie nicht.

Im zehnten Punkt möchte ich Sie daran erinnern, positiv zu denken. Schönheit ist relativ und liegt immer im Auge des Betrachters. Denken Sie daran. Sie sind schön. Suchen Sie sich Stellen an Ihrem Körper, die sie besonders schön finden. Schreiben Sie diese auf und hängen sich die Notiz irgendwo hin, an den Badezimmerspiegel oder in die Tür des Kleiderschrankes, ganz egal. Es stärkt Ihr Selbstbewusstsein und lässt

Sie positiv denken. Vor allem ist es wichtig, diese Schönheit zu pflegen. Machen Sie regelmäßig Gesichtsmasken, Maniküre, Pediküre, Pflegebäder, Wechselduschen und cremen Sie sich regelmäßig ein. Auch Entspannung und Sport sowie positives Denken fördern Ihre Schönheit.

Nach dem nun harte Zeiten hinter Ihnen liegen, kommen wir in Punkt elf dazu, sich etwas Gutes zu tun. Sie können stolz auf sich sein, egal ob Sie Ihr Ziel schon erreicht haben oder Sie noch auf dem Weg sind. Wichtig ist, sich alles einmal zu notieren, was sich geändert hat und worauf Sie stolz sein können. Für jeden dieser notierten Mini-Ziele können Sie sich belohnen. Machen Sie sich eine Belohnungsliste, von der Sie zu jedem erreichten kleinen Erfolg etwas wegstreichen. Dies kann zum Beispiel ein Kinobesuch sein, eine neue CD oder ein neues Buch. Vielleicht ein schöner Lippenstift oder ein neues Kleidungsstück. Lassen Sie Ihren Wünschen freien Lauf. Viel Spaß beim Belohnen.

Im letzten Punkt, dem zwölften, geht es darum, was passiert, wenn Sie Ihr Ziel erreicht haben. Ganz wichtig, Herzlichen Glückwunsch. Sie haben durchgehalten. Verinnerlichen Sie alles, was Sie bisher gelernt haben. Dies soll nun Ihre Lebenseinstellung sein und Sie weiterhin auf einen gesunden

Weg halten. Sollte es mal wieder Schwierigkeiten geben, immer noch einmal Punkt für Punkt durchgehen. Es ist es eine Art Leitfaden fürs Leben.

Ich hoffe, ich konnte Ihnen noch ein paar Tipps mit auf den Weg geben. Ich gratuliere Frau Glettner zu ihrem persönlichen Erfolg und wünsche Ihr, dass sie ihr Gewicht hält.

Von der Barmer Krankenkasse gibt es ein Heft mit empfohlenen Kochrezepten.
Einige von ihnen sind hier aufgeführt. Viel Spaß beim nach kochen.

Rezepte (empfohlen von den Krankenkassen)

Gemüse al forno

Zutaten:

500g festkochende Kartoffeln

1 EL Rapsöl

4 Knoblauchzehen

1 TLOregano

Pfeffer

Salz

Rosmarin

250 g rote Paprika

250 g Zucchini

300 g Fenchel

500 g Fleischtomaten

etwas Balsamessig

Zubereitung:

Kartoffeln schälen, in Scheiben schneiden, eine flache gefettete Auflaufform damit auslegen. In Scheiben geschnittene Knoblauchzehen, Oregano und frisch gemahlenen Pfeffer darüber streuen, salzen und Rosmarinzweige darauf legen.

Die Paprika in Stücke, die Zucchini ungeschält in Scheiben, den Fenchel in dünne Scheiben schneiden. Alles miteinander mischen, salzen und auf die Kartoffeln geben.

Tomaten in Scheiben schneiden, das Gemüse damit abdecken, salzen und mit Öl beträufeln. 50 Minuten im vorgeheizten Backofen bei 180 Grad backen. Je nach Geschmack mit dunklem Balsamessig parfümieren

Zubereitungszeit 70 Minuten und 255 Kilokalorien

Patient: „ Herr Doktor, wenn ich Kaffee trinke kann ich nachts nicht schlafen." Doktor: „Komisch, bei mir ist es umgekehrt. Wenn ich schlafe, kann ich keinen Kaffee trinken."

Panzanella

Zutaten für 4 Portionen:

250 g Weißbrot vom Vortag

1 Salatgurke

1 gelbe Paprika

750 g Tomaten

3 kleine Stangen Sellerie

2 rote Zwiebeln

1 Bund Basilikum

1 Bund Petersilie

3 EL milder Essig

3 EL Olivenöl

4 Knoblauchzehen

Salz

Pfeffer

eventuell Parmesan.

Zubereitung:

Brot in dünne Scheiben schneiden, in mundgerechte Stücke zerteilen. Im Ofen bei 150 Grad etwa 5 Minuten leicht bräunen.

Kräuter und Gemüse waschen. Gurke schälen, entkernen und würfeln, Paprika entkernen und in Streifen schneiden, Tomaten achteln, Sellerie und Zwiebeln in dünne Scheiben schneiden. Alles in einer großen Schüssel mischen, gezupftes Basilikum und gehackte Petersilie darüber geben.

Essig, Olivenöl, gepresste Knoblauchzehen, Salz und Pfeffer zu einem cremigen Dressing mischen, unter den Salat heben. Brot untermischen, 15 Minuten ziehen lassen. Eventuell Parmesan darüber hobeln.

Zubereitungszeit 40 Minuten, 340 Kilokalorien

„Hat denn die Abmagerungskur bei Deinem Mann gwirkt?" „Sagenhaft sogar! Er hatte auf der Brust so ein tätowiertes Schlachtschiff. Das ist jetzt ein Faltboot."

Früchtesalat exotisch und gepfeffert

Zutaten für 4 Portionen:

1 Mangofrucht

1 feste Birne

1 große Kakifrucht

2 Orangen

1 Endivien- oder Römersalat

2 EL rosa Pfefferkörner

3 EL Walnussöl oder Kürbiskernöl

1 EL Zitronensaft

1 – 2 TL Blütenhonig

Salz

Zubereitung:

Mango, Birne und Kaki dünn schälen. Von der Kaki das untere grüne Ende großzügig wegschneiden, dann die Frucht längs in dünne Scheiben schneiden. Die Mango ebenfalls längs in Scheiben schneiden. Von der Birne rund um das Kerngehäuse längliche Scheiben schneiden.

Die Orange sehr dick schälen, alles Weiße dabei entfernen, dann quer in Scheiben schneiden. Den dabei austretenden Saft über die anderen Früchte geben. Salat waschen, trocknen und eine große Platte damit auslegen, alle Fruchtscheiben darauf dekorativ anrichten und mit den leicht zerquetschten rosa Pfefferkörnern bestreuen.

Aus Öl, Zitronensaft, Salz und Honig eine Marinade bereiten. In eine kleine Karaffe füllen und bei Tisch zum Früchtesalat reichen.

Zubereitungszeit 30 Minuten, 125 Kilokalorien

Eine ernährungsbewußte Patientin: „Sind Fische gesund, Herr Doktor?" „Ich glaube schon. Bei mir war noch keiner in Behandlung."

Kohlsuppe mit Pistou

Zutaten:

300 g Möhren

300 g Kartoffeln

1 Spitzkohl

2 Frühlingszwiebeln

2 – 3 Knollen Fenchel

2 Knoblauchzehen

2 EL Rapsöl

2 –3 Stiele Basilikum

etwas Petersilie

Liebstöckel oder Schnittlauch

Salz und Pfeffer

Pistou:

50 g geriebene Mandeln

½ Bund Basilikum

4 EL ÖL

2 EL Orangensaft

geriebene Orangeschale

Salz

Zubereitung:

Gemüse waschen. Möhren und Kartoffeln schälen. Möhren in Stifte und Kartoffeln in kleine Würfel schneiden. Spitzkohl der Länge nach vierteln und in Streifen schneiden. Ebenso den Fenchel. Fenchelgrün beiseite legen.

In einem großen Topf den durchgepressten Knoblauch im Öl kurz andünsten. Möhren und Kartoffeln dazu geben und ebenfalls andünsten. Nach etwa 2 Minuten die Fenchelstreifen dazugeben. Mit 1 L Wasser auffüllen und alles etwa 5 Minuten garen.

Spitzkohl und Frühlingszwiebeln zur Brühe geben und weitere 7 bis 10 Minuten garen. Währenddessen die Kräuter waschen und hacken. Zum Schluss die Suppe mit Salz und Pfeffer abschmecken und die gehackte Kräuter dazu geben.

Pistou: Basilikum hacken, mit 4 EL ÖL und den geriebenen Mandeln mischen. Etwas Orangesaft und etwas geriebene Orangenschale dazugeben und salzen.

Zubereitungszeit 40 Minuten, 170 Kilokalorien

Der Arzt zu einer übergewichtigen Patientin: „ Ich habe Ihnen hier ein Rezept aufgeschrieben." „Oh, danke Herr Doktor. Ich wußte gar nicht, dass Sie auch so gern kochen wie ich."

Sesammöhren

Zutaten für 4 Portionen:

2 Bund möglichst kleine Möhren

1 EL Balsamessig

1 −2 EL Raps- oder Sesamöl

½ TL Salz

½ TL Zimt oder Lebkuchengewürz

½ TL Chiliflocken

1 EL brauner Zucker

50 g helle Sesamsaat

Zubereitung:

Das Grün der Möhren am Stielende zurechtstutzen. Die Möhren waschen und dünn schälen. In einer Pfanne mit dicht schließendem Deckel zusammen mit einem Esslöffel hellen Balsamessig bei geringer Hitzezufuhr je nach Größe der Möhren 10 bis 15 Minuten garen. Die Möhren müssen fest bleiben.

Zubereitungszeit 35 Minuten, 144 Kilokalorien

Ratatouille

Zutaten für 4 Portionen:

250 g Auberginen

250 g Zucchini

250 g rote Paprika

250 g Zwiebeln,

2 –6 Knoblauchzehen

5 –6 EL Olivenöl

1 EL brauner Zucker

Salz

800 g Tomaten

1 Zweig Thymian oder Rosmarin

etwas Balsamessig

Zubereitung:

Auberginen, Zucchini und Paprika waschen. Auberginen und Zucchini in etwa 5 mm dicke Scheiben schneiden, Auberginenscheiben je nach Größe halbieren oder vierteln. Paprika erst vierteln und entkernen, dann in etwa 2 cm breite Streifen schneiden. Zwiebeln schälen und je nach Größe vierteln oder achteln.

In einem großen, schweren Topf die Zwiebeln

und den zerdrückten Knoblauch im Olivenöl andünsten. Auberginen, Zucchini und Paprika, Zucker und Salz dazugeben und alles für etwa 10 Minuten bei offenem Topf und mittlerer Hitze leicht anbraten. Öfter umrühren.

Währenddessen die Tomaten mit kochendem Wasser übergießen und häuten. Dann mit den Kräutern zum anderen Gemüse in den Topf geben, einmal umrühren und alles im geschlossenen Topf bei sehr geringer Wärmezufuhr 30 bis 40 Minuten garen lassen, ohne umzurühren. Das Gemüse sollte noch Biss haben. Die Ratatouille zum Schluss nochmals mit Salz, Zucker und Balsamessig abschmecken.

Zubereitungszeit 70 Minuten, 91 Kilokalorien

Am schnellsten wirkst du schlank, wenn Du dich mit Dicken zusammen tust.

Zitronenrisotto

Zutaten für 4 – 6 Portionen:

500 g Zucchini

1 Zitrone

1 Zwiebel

2 – 3 Knoblauchzehen

2 EL Rapsöl

300 g Risottoreis

1 L heiße Brühe

150 g tiefgefrorene Erbsen

2 EL Butter

nach Geschmack 50 g geriebener Parmesan

Zubereitung:

Zucchini in etwa 3 mm dicke Scheiben schneiden. Zitronenschale abreiben und Zitrone ausdrücken.

Zwiebel und Knoblauch klein schneiden. 1 EL Öl in einer Pfanne erhitzen und Zwiebel sowie Knoblauch hellgelb schmoren, Zucchini dazugeben und wenden, bis auch sie hellgelb sind. Den Reis mit 1 EL ÖL in einem Topf unter Rühren 2 bis 3 Minuten leicht glasig rösten. Etwa 250 ml heiße Brühe, geschmortes Gemüse, Zitronenschale sowie −Saft dazugeben, kurz umrühren und köcheln lassen.

Warten, bis der Reis die Flüssigkeit fast aufgesogen hat, dann wieder etwas heiße Brühe angießen. Im Abstand 3 bis 4 Mal wiederholen. Dabei jeweils kurz rühren, köcheln lassen und warten, bis die Flüssigkeit fast aufgesaugt und verdampft ist. Das dauert 20 bis 25 Minuten. In den letzten 5 Minuten die noch tiefgefrorenen Erbsen dazugeben.

Butter unterrühren, eventuell mit Zitrone nachwürzen.

Zubereitungszeit 50 Minuten, 350 Kilokalorien

Ober: „ Wie fanden Sie das Schnitzel? "

Gast: „ Zufällig unter dem Salatblatt. "

Pasta mit Oliven

Zutaten für 4 Portionen:

400 g Pasta

Salz

1 kg Tomaten

etwas Knoblauch,

4 EL Olivenöl

100 g Oliven (ohne Kerne)

frisches Basilikum

60 – 100 g frisch geriebener harter Pecorino, ersatzweise Parmesan.

Zubereitung:

Nudeln nach Packungsanleitung in 3 bis 4 L gesalzenem Wasser bissfest garen. Inzwischen die Tomaten mit heißem Wasser überbrühen, häuten, das wässrige Kerngehäuse entkernen, Fruchtfleisch in Würfel schneiden, Knoblauchzehen hacken. In einer Pfanne den gehackten Knoblauch in Olivenöl andünsten, Tomatenwürfel hinzufügen, bei schwacher Hitze einige Minuten etwas einkochen lassen.

Die Oliven grob zerkleinern und zur Sauce geben. Eventuell mit Salz abschmecken.

Vorsicht: Viele Oliven sind sehr salzig. Vor dem Servieren frisch gehacktes Basilikum in die Sauce geben

Zubereitungszeit 25 Minuten 605 Kilokalorien

„Meine Frau schwärmt für Rohkost!"

„ Ja, meine kann auch nicht kochen."

Pestos

Nuss-Knoblauch-Pesto

Zutaten:

250 g Walnusskerne

4 Knoblauchzehen

125 ml Rapsöl

1 gestrichener TL Salz

Zubereitung:

Walnusskerne mit 4 gehackten Knoblauchzehen im Mixer nicht zu fein zerkleinern, Öl hinzufügen und salzen.

Tomaten-Pesto

Zutaten:

80 g getrocknete Tomaten

40 g Mandeln

1 Zitrone

125 ml Rapsöl

Salz und Pfeffer

Zubereitung:

Getrocknete Tomaten kurz in Wasser aufkochen, 10 Minuten ziehen lassen, gut ausdrücken. Mandeln im Mixer grob zerkleinern, Tomaten hinzufügen, ebenfalls zerkleinern. Mit der abgeriebenen Schale und dem Saft der Zitrone vermischen, salzen und kräftig pfeffern.

Petersilien-Pesto

Zutaten:

80 g (4 Bund) Petersilie

1 Knoblauchzehe

40 g Walnusskerne

80 ml Rapsöl

30 g geriebener Parmesan

½ Zitrone

Salz und Pfeffer

Zubereitung:

Petersilie grob hacken, ebenso den geschälten Knoblauch. Walnusskerne zusammen mit Petersilie, Knoblauch und Öl fein pürieren, Parmesan hinzufügen. Eine halbe Zitrone auspressen, Petersilienpüree mit dem Saft, Salz und Pfeffer würzen.

Zubereitungszeit jeweils 20 Minuten ca. 120 Kilokalorien

Clafoutis mit Kirschen

Zutaten für 4 Portionen:

10 g Butter

500 g dunkle Kirschen

3 Eier

1 Päckchen Vanillezucker

50 g Puderzucker

20 g Butter

½ Zitrone

50 g Mehl

200 ml Milch

Zubereitung:

Ofen auf 200 Grad vorheizen. Eine Tarteform mit 10 g Butter ausfetten. Etwa zwei Drittel der gewaschenen, entsteinten, gut abgetropften Kirschen darin verteilen.

Eier, Vanillezucker, Puderzucker und Butter mit der abgeriebenen Schale einer halben Zitrone sehr schaumig schlagen.. In einer zweiten Schüssel Mehl und Milch verquirlen, unter die Schaummasse heben und über die Kirschen geben.

Die restlichen Kirschen auf der Masse verteilen, im vorgeheizten Ofen 35 bis 40 Minuten backen. Möglichst warm servieren, vorher mit Puderzucker bestäuben.

Himbeer-Joghurtschaum

–

Zutaten für 6 Portionen:

300 g Himbeeren

6 Blätter weiße Gelatine

200 ml Milch

7 EL Zucker

1 Päckchen Vanillezucker

500 g Joghurt (1,5 % Fettgehalt)

1 Orange

200 ml Schlagsahne

Zitronensaft

Zubereitung:

Falls tiefgefrorene Himbeeren verwendet werden, gleich zu Beginn zum Auftauen herausnehmen.

Gelatine 10 Minuten im kalten Wasser einweichen, tropfnass in 6 bis 7 EL Milch erwärmen und auflösen. Die restliche Milch, 4 EL Zucker und den Vanillezucker dazugeben, Joghurt unterrühren. Orangenschale abreiben. Orangensaft ausdrücken, beides zur Creme geben. Kühl stellen bis die Masse halb steif geliert (gut 1 Stunde).

Sahne steif schlagen, 1 EL Zucker dazugeben. Die halb gelierte Joghurtmasse mit dem Rührbesen aufschlagen, Sahne darunter ziehen. Eventuell mit Zitronensaft abschmecken.

Aufgetaute oder frische Himbeeren mit 1 bis 2 EL Zucker pürieren, unter einen Teil de Creme ziehen. Mit der weißen Mousse schichtweise in eine Schale oder mehrere Gläser füllen. Mindestens 3 Stunden, besser noch über Nacht kalt stellen.

Zubereitungszeit 90 Minuten, 270 Kilokalorien

Zwetschgen-Crumble mit Rosmarinsahne

Zutaten für 4 – 6 Portionen:

750 g Zwetschgen

1 EL brauner Zucker

2 EL Butter für die Form

100 g Mehl

80 g Zucker

½ TL Zimt

60 g Butter

50 g Mandelblättchen

Rosmarinsahne:

200 ml Sahne

3 Zweige Rosmarin

2 –3 Aprikosenkonfitüre

Zubereitung:

Ofen auf 160 Grad vorheizen. Eine Form (26 bis 28 cm Durchmesser) ausfetten, Zwetschgen entsteinen, aufgeklappt auslegen. 1 EL Zucker über das Obst geben.

Mehl, Zucker, Zimt und kalte Butter mit den Fingern schnell zu groben Streuseln krümeln. Die Crumbles zusammen mit den Mandelblättchen über den Zwetschgen verteilen. Im vorgeheizten Ofen auf mittlerer

Schiene 30 bis 40 Minuten backen.

Rosmarinsahne:

Mindestens 3 bis 4 Stunden vorher- besser noch am Vorabend-Sahne mit Rosmarin 2 Minuten aufkochen, mit 2 bis 3 TL Aprikosenkonfitüre süßen, kühlen und durchziehen lassen. Vor dem Servieren Rosmarin entfernen, Sahne halbsteif schlagen.

Zubereitungszeit für Crumble 60 Minute und Rosmarinsahne 4 Stunden, 365 Kilokalorien

Hier noch kurz einige Tipps von mir, wie ich abgenommen habe.

Tipps

– essen Sie sich satt

– verzichten Sie abends auf Kohlenhydrate wie Reis, Nudeln, Brot oder Brötchen

– viel trinken

– pro Tag 30 Minuten Bewegung (Spaziergang, Radfahren, schwimmen oder ähnliches)

– für die Hautstraffung einfach den Bauch einziehen üben, gehen wie ein Storch durch den Salat, etwas Gymnastik. So werden Sie nicht nur abnehmen, sondern ihre Haut wird gleichzeitig mit gestrafft.

– wenn Sie es gewohnt sind abends vor dem Fernseher etwas zu knabbern. Einfach Schokolade, Chips oder ähnliches durch Salami oder Käse ersetzen

Zum Abschluss noch etwas zum lernen.Viel Spaß bei diesem Quiz. Wüssten Sie alles? Die Antworten finden Sie auf der letzten Seite.

–Ernährungsquiz

1. Was hat am meisten Kalorien?
- Alkohol
- Fett
- Eiweiß
- Zucker

2. Wer hat den höchsten Kalorienbedarf?
- Schulkinder
- Jugendliche
- Erwachsene
- ältere Menschen

3. Wie viel Zucker enthält 1 Liter Cola?
- 30 g
- 60 g
- 110 g
- 150 g

4. Welches Getränk hat den höchsten Fruchtgehalt?
- Fruchtsaft
- Fruchtnektar
- Fruchtsaftgetränk
- Fruchtlimonade

5. Wie viel Kalorien hat ein halber Liter Bier?
- 95 kcal
- 155 kcal
- 235 kcal
- 285 kcal

6. Wer hat keinen erhöhten Vitaminbedarf?
- Schwangere
- Stillende
- Raucher
- Übergewichtige

7. Mit wie viel Orangen kann man den täglichen Vitamin C Bedarf decken?
- 1 Orange
- 2 Orangen
- 3 Orangen
- 4 Orangen

8. Welches Mehl hat den höchsten Mineralstoffgehalt?
- Weizenmehl Typ 405
- Weizenmehl Typ 550
- Weizenmehl Typ 1050
- Roggenmehl Typ 997

9. Bei welchem Verfahren ist der Vitamin C Verlust am geringsten?
- Konserven
- Trocknen
- Tiefgefroren
- Eingewecktes

10. Wann gehen am meisten Vitamine und Mineralstoffe verloren?
- wenig zerkleinertes Gemüse
- stark zerkleinertes Gemüse
- in wenig Wasser garen

- nur kurze Zeit garen

11.Wie wird der tägliche Calciumbedarf am leichtesten gedeckt?
- Bier
- Grapefruitsaft
- Milch
- Tomatensaft

12.Was kann außer Jodsalz dem Jodmangel wirksam entgegentreten?
- Seefisch
- Fleisch
- Obst
- Gemüse

13.Wo sammeln sich Schwermetalle am meisten an?
- Eisbein
- Steak
- Leber
- Nieren

14.Was senkt den Cholesterinspiegel?
- weniger Fett verzehren
- mehr Knoblauch essen
- weniger Eier verzehren
- weniger Fleisch verzehren

15.Was enthält am wenigsten Fett?
- Teewurst
- Leberwurst

- roher Schinken
- gekochter Schinken

16. Was hat am meisten Kalorien?
- Nudeln
- Reis
- Kartoffelpüree
- Bratkartoffeln

17. Welches Süßungsmittel ist am ehesten zu akzeptieren?
- brauner Zucker
- Honig
- weißer Zucker
- alles gleichwertig

18. Was bewirken Ballaststoffe?
- Verstopfung
- Entschlackung
- gute Verdauung
- Gewichtszunahme

19. Wo ist am meisten Salz enthalten?
- Salzgurken
- Käse
- Wurst
- durchwachsener Speck

Auflösung

1. Fett

2. Jugendliche

3. 110 g

4. Fruchtsaft

5. 235 kcal

6. keiner

7. 1 Orange

8. Weizenmehl Typ 1050

9. Tiefgefrorenes

10. wenig zerkleinertes Gemüse

11. Milch

12. Seefisch

13. Leber und Steak

14. weniger Fett, Eier und Fleisch

15. gekochter Schinken

16.   Bratkartoffeln

17.   alles gleichwertig

18.   gute Verdauung

19.   durchwachsener Speck

Ich wünsche Ihnen viel Spaß beim Abnehmen und wünsche allen, dass Sie ihr Gewicht halten. Sie werden sehen, es lohnt sich. Sie sehen attraktiver aus und das bemerken auch andere Personen.

Wenn Sie noch weitere regionale Rezepte möchten, schauen Sie einfach in mein Buch „Eine Reise durch den Salzlandkreis"

Quellen:

Wikipedia

AOK

Barmer

Ernährungsberaterin Frau Katrin Kluß

Impressum:

Herstellung und Verlag:

BoD-Books on Demand, Norderstedt

ISBN 978-3-8482-2446-3